Prof. Dr. Hans A. Bloss
Dr. med. Ulrich Staedt

Herzinfarkt ist kein Schicksal

Prof. Dr. Hans A. Bloss
Dr. med. Ulrich Staedt

Herzinfarkt ist kein Schicksal

midena

Vorwort 7

Wie funktionieren Herz und Kreislauf? 9
Wie arbeitet das Herz? 9
Wie läuft die rhythmische Pumparbeit ab? 11
Was zeigen Puls und Blutdruck an? 12
Wie wird das Blut transportiert? 13
Wie werden die Organe versorgt? 15

Wie kommt es zu einem Herzinfarkt? 17
Der Ausgangspunkt liegt meist in den Koronararterien 17
Was ist Angina pectoris? 19
Was ist eine Arteriosklerose und wie kommt es dazu? 22
Welche Bedeutung haben die Risikofaktoren? 25
Risikofaktor Bewegungsmangel 27
Risikofaktor Rauchen 30
Risikofaktor erhöhtes Cholesterin 31
Risikofaktor Bluthochdruck (Hypertonie) 35
Risikofaktor Übergewicht 37
Risikofaktor Zuckerkrankheit (Diabetes mellitus) 39
Risikofaktor Stress 41
Was ist bei Frauen bezüglich Herzinfarkt anders? 44

Wie wird ein Herzinfarkt behandelt? 48
Wie sieht die Versorgung am Notfallort aus? 48
Wie erfolgt die Akutversorgung in der Klinik? 49
Welche Untersuchungen dienen der „Schadensermittlung“? 51
Welche Behandlungsmöglichkeiten gibt es? 58
Was ist eine Anschlussheilbehandlung? 64

Welche Medikamente sind notwendig? 66
Wozu gerinnungshemmende Medikamente? 66
Wie wirken Betablocker, Nitrate und Digitalis? 68
Wie wird die Wirkung von Angiotensin reduziert? 70
Wie wirken Medikamente gegen zu hohe Blutfette? 71
Braucht man zusätzliche Mineralstoffe und Vitamine? 73

Gesunde Ernährung für Herz und Kreislauf 74
Richtiger Umgang mit Fetten und Ölen 74
Kohlenhydrate und Ballaststoffe 77
Eiweiß stärkt den Herzmuskel 77
Vitamine und Mineralien 79
Grundregeln für den täglichen Speiseplan 80

Was kann ich selbst tun? 84
Warum sollte ich eine Lebensbilanz ziehen? 84
Welche Probleme gilt es in der Partnerschaft zu lösen? 85
Wie soll es im Beruf weitergehen? 87
Was ist eine ambulante Herzgruppe? 88

Wie schaffe ich es, mit dem Rauchen aufzuhören? 90
Wie lerne ich, mich zu entspannen? 92
Was muss ich auf Reisen und in der Sauna beachten? 95
Sport und Bewegung als Herzmedizin 98

Sportprogramme, um einen Herzinfarkt zu vermeiden oder zu überwinden 107
Was muss ich vor Aufnahme des Sporttrainings beachten? 107
Walking und Wandern 109
Schwimmen 111
Laufen und Jogging 115
Radfahren 119
Skilanglauf und Skiwandern 124
Training mit Heim-Fitnessgeräten 127

Herzschonend und -schützend: Gymnastik 132
Das sollten Sie beachten 132
Gymnastikprogramm für Herzpatienten bis 75 Watt Belastbarkeit 135
Gymnastikprogramm für Herzpatienten von mindestens 75 Watt Belastbarkeit 142

Glossar 149
Hilfreiche Adressen 151
Literaturverzeichnis 154
Sachregister 155
Impressum 160

Vorwort

Ist der Schicksalsschlag Herzinfarkt zu meistern? Er ist oft der dramatische Schlusspunkt einer langen Kette unterschiedlichster Faktoren, deren unheilvolles Zusammenspiel man vorher hätte erkennen und verhindern können. Er ist außerdem der Schlusspunkt eines Lebensstils, der die Gesundheit des Herzens untergräbt. Er ist jedoch auch die große Chance, andere Lebensinhalte kennenzulernen, dem Alltag einen neuen Drive zu geben und dabei Geist und Körper etwas Gutes zu tun.

Das vorliegende Buch will deshalb zum einen zur Vorbeugung dienen, indem es auf die Gefahren aufmerksam macht, die zu einem Herzinfarkt führen. Dazu zählen sowohl die genetische Disposition, die Beschreibung der Risikofaktoren sowie die Darstellung der typischen Warnzeichen eines Herzinfarkts. Wichtig ist auch zu wissen, was Frauen besonders beachten sollten, denn die Begleitumstände eines Herzinfarkts sehen bei ihnen häufig anders aus als bei Männern. Es will zum anderen jedoch auch aufzeigen, wie man die Krankheit überwinden und mit ihr leben kann. Über die Akutversorgung, klinische Diagnostik und die Medikation hinaus geben die Autoren Tipps und Hinweise für den Alltag nach überstandenem Infarkt.

Tabuthemen wie Partnerschaftsbeziehungen und Sexualleben werden ebenso aufgegriffen wie Fragen zum Berufsalltag, zu Reisen, Saunabesuch und Entspannungstechniken. Sie erfahren, was eine Herzgruppe ist und wie man sich nach einem Herzinfarkt ernähren soll. Besonderer Wert wurde auf die Darstellung von Sport- und Bewegungsprogrammen gelegt, mit Hilfe derer sich ein Herzpatient wieder fit machen kann.

Am Ende dieses Buches wird klar: Der Herzinfarktpatient ist weit davon entfernt, sein Leben „danach“ als Invalide zu fristen. Im Gegenteil: Körperliche und geistige Aktivitäten sind angesagt, ein verantwortlicher Umgang mit sich selbst wird gefordert, und last but not least ist auch Heilung bis zum medikamentenfreien Leben möglich.

Die Autoren

Wie funktionieren Herz und Kreislauf?

Das Herz ist der Motor des Lebens. Der Kreislauf mit seinen Blutbahnen sorgt dafür, dass der Motor optimal arbeiten kann. Störungen des Herz-Kreislauf-Systems sind heute die Krankheits- und Todesursache Nummer eins. Zwölf Prozent der Bundesbürger, das heißt ca. 9,8 Millionen Menschen, befinden sich in ständiger kardiologischer Behandlung; die Tendenz ist steigend. 1999 starben daran in Deutschland 406 120 Personen, darunter 77 000 an einem Herzinfarkt. Ein Herzinfarkt führt zum totalen Ausfall dieses Systems. Wegen der überragenden Bedeutung eines funktionierenden Herz-Kreislauf-Systems und der Qualität der Blutversorgung sagt man zu Recht: Ich bin so jung wie mein Herz-Kreislauf-System.

Wie arbeitet das Herz?

Die Funktionsweise des „Motors des Lebens" ist eigentlich ganz einfach. Das Herz pumpt das aus der Lunge kommende, sauerstoffreiche, arterielle Blut in alle Bereiche des Körpers. In den Körperzellen erfolgt ein Blutaustausch: Sauerstoff und lebenswichtige Nährstoffe werden abgegeben, Kohlendioxyd und Stoffwechselendprodukte aufgenommen. Danach führt das Herz das sauerstoffarme, venöse Blut wieder zurück zur Lunge. Und so geht es in rhythmischer Folge immer weiter. Ein Leben lang.

Wie ist das Herz aufgebaut?
Das Herz ist ein Hohlmuskel, der durch seine Beschaffenheit als Druck- und Ansaugpumpe den Kreislauf in Gang hält. Die Herzgröße entspricht etwa der Faust des betreffenden Menschen, das Gewicht beträgt ungefähr 300 Gramm. Durch sportliches Training wird das Herz größer, leistungsfähiger und kann als „Sportherz" ein Gewicht bis zu 500 Gramm erreichen. Die Herzwand besteht aus einer relativ dicken Muskelschicht (Myokard), die von einer dünnen Außenhaut (Epikard) umgeben ist. Im Inneren wird das Herz von einer dünnen Herzinnenhaut (Endokard) überzogen. Durch die Herztrennwand ist das Herz in eine linke und eine rechte Hälfte geteilt. Sie bestehen jeweils aus einem Vorhof, in dem das Blut gesammelt wird, und aus einer Herzkammer, aus der das Blut in den Kreislauf gepumpt wird. Ventilartige Klappen zwischen den Vorhöfen und Kammern steuern den Blutstrom im Herzen durch genau aufeinander abgestimmtes Öffnen und Schließen.

Das im Körper verbrauchte, dunkle und sauerstoffarme Blut fließt über die großen Venen in den rechten Vorhof und von dort während der Erschlaffungsphase des Herzmuskels in die rechte Herzkammer. In der Anspannungsphase schließt sich die Eingangsklappe, sodass das Blut nicht mehr in den rechten Vorhof zurückfließen kann, und es wird über die Lungenarterien in die Lunge gepumpt.

Dort wird das Blut mit Sauerstoff im Austausch von Kohlendioxyd beladen. Das sauerstoffreiche Blut wird über die Lungenvenen jetzt zur linken Herzhälfte geleitet. Über den linken Vorhof gelangt das frische Blut nach Passieren einer weiteren Herzklappe in die linke Herzkammer. Von hier strömt es über die Körperschlagader in den großen Körperkreislauf zu allen Organen und Zellen.

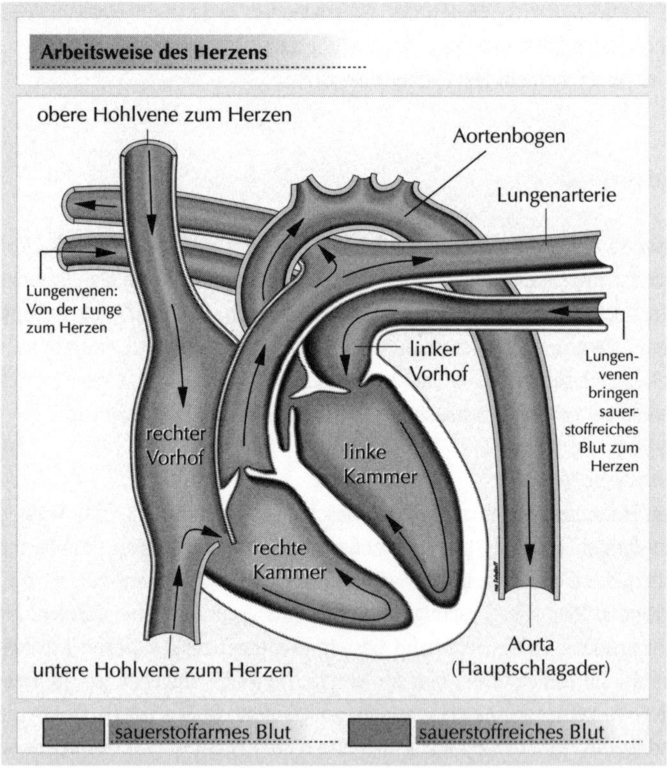

Das Fließverhalten des Blutes im Herzen: Das sauerstoffarme Blut aus dem Körper wird über die obere Hohlvene, rechten Vorhof und rechte Kammer in die Lunge gepumpt. Dort wird es mit Sauerstoff angereichert und fließt dann über Lungenvenen, linken Vorhof in die linke Herzkammer. Von dort gelangt es über die Arterien in alle Regionen des Körpers.

Wie läuft die rhythmische Pumparbeit ab?

Die Pumpwirkung wird dadurch erzielt, dass sich das Herz in einem bestimmten Rhythmus zusammenzieht und Blut in den Kreislauf presst, dann wieder erschlafft und Blut ansaugt. Die Zusammenziehung (Kontraktion) des Herzmuskels nennt man Systole, die Erschlaffung Diastole. Der bei der Kontraktion entstehende Ton ist der Herzschlag. Bei jedem Herzschlag wirft die linke Herzhälfte eine bestimmte Blutmenge, die man auch als Schlagvolumen bezeichnet, in die Körperhauptschlagader (Aorta) aus. Gleichzeitig pumpt die rechte Herzhälfte Blut in die Lungenarterie.

In der Erschlaffungsphase saugt die linke Herzhälfte Blut aus der Lungenvene und die rechte Herzhälfte aus dem Körperkreislauf an, sodass sich die Herzhohlräume wieder füllen. Die Herzklappen sorgen dafür, dass das Blut in die richtige Richtung strömt und nicht zurückfließt. Pro Schlag werden in Körperruhe von der linken Herzkammer etwa 70 Milliliter Blut in die Aorta gepumpt. Das sind bei einer Herzfrequenz von 70 Schlägen ungefähr fünf Liter pro Minute, 250 Liter in der Stunde sowie 42 Tonnen in der Woche, die das Herz bewältigt. Unter Belastung steigen dies Werte pro Minute sogar auf 15 bis 25 Liter und pro Stunde auf 900 bis 1500 Liter!

Woher kommt die Energie für die Pumpleistung?
Im Laufe eines 70 Jahre langen Lebens bewegt das Herz eine solche Menge Blut, dass damit ein Tankschiff mit 153000 Tonnen gefüllt werden könnte. Um diese ungeheure Pumpleistung vollbringen zu können, muss das Herz auch selbst ständig mit Energie, das heißt mit Blut und dem darin befindlichen Gemisch aus Sauerstoff und Nährstoffen, versorgt werden. Das Herz kann seinen Sauerstoff- und Energiebedarf aber nicht direkt aus dem Blut seiner Hohlräume decken, sondern wird durch besondere Gefäße versorgt, die etwa fünf Prozent des gesamten Blutvolumens verbrauchen. Sie umgeben das Herz wie ein Kranz, weshalb sie Herzkranzgefäße oder Koronararterien heißen.

Die Herzkranzgefäße verzweigen sich in ein linkes Gefäß mit zwei Hauptästen und in ein rechtes Gefäß. Sie umschlingen das Herz mit ihren Ästen und führen den Zellen des Herzmuskels den für die Pumparbeit nötigen Sauerstoff zu. 85 Prozent des in den Herzkranzgefäßen befindlichen Blutes fließen dabei durch die linke Koronararterie, die die linke Herzkammer und die Herzscheidewand versorgt, während 15 Prozent durch die rechte Koronararterie gelangen und vor allem der rechten Herzkammer zur Verfügung stehen.

Was bestimmt den Rhythmus?
Das Herz ist ein weitgehend autonom tätiges Organ, und die Erregung und Koordination seiner Muskulatur erfolgen durch elektrische Impulse aus einem herzeigenen

Nervenzentrum. Hauptverantwortlich hierfür ist der so genannte Sinusknoten, ein Schrittmacher von etwa der Größe eines Hirsekorns, der in die Wand des rechten Vorhofs eingebettet ist. Der Sinusknoten gibt durch elektrische Impulse die Schlagfolge des Herzens vor. Er erzeugt in Ruhe etwa 60 bis 80 elektrische Erregungen pro Minute, die sich über das Herz ausbreiten und es zur Kontraktion bringen.

Der Herzrhythmus wird aber auch durch Impulse beeinflusst, die über das Eingeweide-Nervensystem, das so genannte vegetative Nervensystem, zum Herzen gelangen. Herzbeschleunigend wirkt dabei der so genannte Sympathikusnerv, während der Parasympathikusnerv (Vagus) die Herzfrequenz mindert und ökonomisiert und deshalb auch als Erholungsnerv bezeichnet wird.

Was zeigen Puls und Blutdruck an?

Die Zahl der Impulse, die der Sinusknoten vorgibt, bestimmt die Pulsschlagzahl. Jeder Schlag des Herzens löst eine Druckwelle aus, die als Puls an den Schlagadern, vor allem am Handgelenk oder an der Halsschlagader, ertastet werden kann. Der Puls zeigt an, wie oft sich das Herz pro Minute zusammenzieht und das Blut in die Lungen und in den Körperkreislauf pumpt. Der Druck, der bei jeder Herzmuskelkontraktion (Systole) entsteht und in den Arterien auftritt, wird als systolischer Blutdruck bezeichnet. Sein Wert sollte bei körperlicher Ruhe normalerweise bei 120 bis maximal 130 mmHg liegen.

In der darauf folgenden Phase der Herzmuskelerschlaffung (Diastole) sinkt der Druck im arteriellen Gefäßsystem auf Werte um 70 bis 80 mmHg ab. Sowohl Puls als auch Blutdruck sind labile Werte, die auch durch psychische Faktoren beeinflusst werden. Der Blutdruck sollte möglichst unter gleichen Bedingungen und bei völliger Entspannung gemessen werden. Liegen die systolischen Werte dennoch regelmäßig über 140 mmHg, spricht man von Bluthochdruck, einer weit verbreiteten Erkrankung, die als wichtiger Risikofaktor bei Herz- und Kreislauf-Erkrankungen gilt.

Blutdruckwerte und ihre Kontrolle

- Bluthochdruck: über 140/90 mmHg; regelmäßige Messungen und ärztliche Behandlung erforderlich.
- Grenzwertiger Blutdruck: 130 bis 140/85 bis 90 mmHg; regelmäßige Kontrollen und ärztliche Beobachtung erforderlich.
- Normaler Blutdruck: unter 130/85 mmHg; jährliche Blutdruckkontrollen.
- Idealer Blutdruck: 120/80 mmHg; kein Risiko für Herz-Kreislauf-Erkrankungen.

Dauernde Abweichungen führen zu Gesundheitsschäden
Diastolische Blutdruckwerte über 85 mmHg in Körperruhe sind ebenfalls eine übermäßige Belastung für das Herz und weisen auch auf eine Blutdruckerkrankung hin. Der Anstieg der systolischen Blutdruckwerte bei körperlicher Belastung ist nicht nur völlig normal, sondern sogar notwendig. Allerdings sollten die Druckwerte nach der Belastung wieder sinken.

Der Blutdruck ist die treibende Kraft des Kreislaufs und sollte deshalb immer die richtigen Werte haben. Ein zu geringer Blutdruck (Hypotonie) kann zur Minderversorgung der Gewebezellen und damit zu ihrem Absterben führen. Ein dauernd erhöhter Blutdruck (Hypertonie) schädigt vor allem das Herz und das Gefäßsystem und ist ein wichtiger Risikofaktor bei der Entstehung eines Herzinfarkts.

Warum ist ein langsamer Puls von Vorteil?
Das Herz arbeitet das ganze Leben ohne Pause. Allerdings kann man seinem Herzen die Arbeit erleichtern. Es klingt zwar widersprüchlich, aber es ist so, dass das Herz um so schneller schlägt und um so unökonomischer arbeitet, je mehr man es schont. Ein Beispiel: Jemand, der sich wenig bewegt, hat im Durchschnitt einen Ruhepuls von 80 Schlägen pro Minute. An einem Tag ohne Anstrengung muss das Herz dieses Bewegungsmuffels 115200-mal schlagen (80 Schläge pro Minute mal 60 ergeben 4800 Schläge pro Stunde; 4800-mal 24 Stunden sind 115200 Schläge.)

Demgegenüber muss das Herz eines Gesundheitssportlers, dessen Puls sich durch regelmäßigen Ausdauersport auf 60 Schläge pro Minute gesenkt hat, an einem solchen Tag ohne Anstrengungen nur 86400-mal schlagen (60 Schläge pro Minute mal 60 ergeben 3600 Schläge pro Stunde; 3600-mal 24 Stunden sind 86400 Schläge). An einem einzigen Tag muss also das Herz eines Bewegungsmuffels 30000-mal häufiger schlagen. Diese Werte gelten in Ruhe.

Bei normalen Alltagsbewegungen oder gar bei körperlichen Anstrengungen sind die Unterschiede sogar noch größer. Während ein untrainiertes Herz bei Belastung sofort mit einer Schlagzahlerhöhung reagiert, kann sich das trainierte Herz für dieselbe Belastung aufgrund seines größeren Schlagvolumens eine viel langsamere Gangart leisten.

Wie wird das Blut transportiert?

Herz und Blutkreislauf bilden eine Einheit. Das Herz pumpt das in der Lunge mit Sauerstoff angereicherte Blut mit ca. 70 Schlägen pro Minute in die große Körperschlagader, und diese wiederum sorgt über das ihr angeschlossene Gefäßsystem dafür, dass das Blut an alle Stellen des Körpers gelangt. Die Blutbahnen sind die Transportwege, über die unser Körper mit Sauerstoff und Nährstoffen versorgt wird. Sie übernehmen aber gleichzeitig auch den Rücktransport der Abfall- und Schlackenstoffe. Es ist äußerst wichtig, dieses Fließband-Transportsystem von Verstopfungen freizuhalten. Nur wenn der Blutkreislauf gut funktioniert, kann auch das Herz wirkungsvoll arbeiten.

Blutkreislauf in Ruhe und bei Belastung

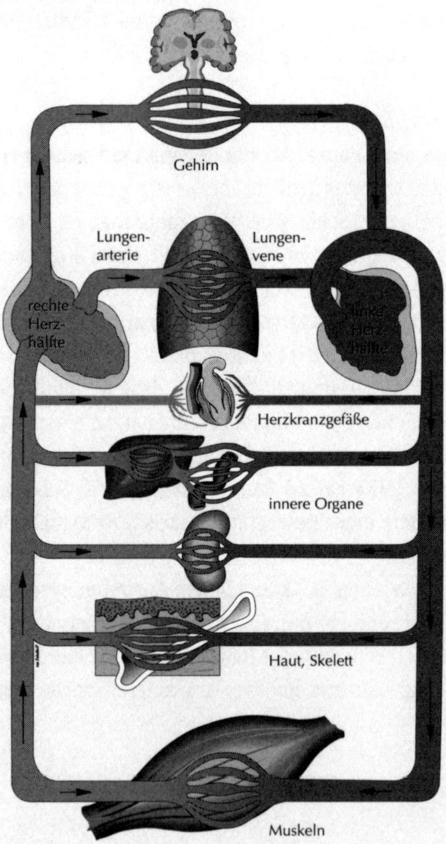

Herzminutenvolumen (l/min)

5,9	24,0

Organdurchblutung (ml/min)

	Ruhe	maximale Belastung
Herzkranzgefäße	250	1000
Innere Organe	3100	600
Muskeln	1300	21150
Haut, Skelett	500	500
Gehirn	750	750

Der Blutkreislauf gewährt die Durchblutung und damit die Versorgung der lebenswichtigen Organe mit Sauerstoff und Nährstoffen. Abhängig von der Belastung wird das „Kapillarbett“ des Gewebes unterschiedlich stark mit Blut versorgt.

Auch die Blutgefäße regulieren den Blutstrom
Sehen wir uns dieses Transportsystem etwas genauer an. Die große Körperschlagader verzweigt sich auf ihrem Weg in die einzelnen Körperteile in immer feinere Gefäße und Äste. Über die großen Arterien, die zum Gehirn, in die Arme und Beine führen, gelangt das sauerstoffreiche Blut in immer kleinere Arterien und schließlich in die so genannten Arteriolen. Diese Blutbahnen sind keineswegs nur passive Transportwege, sondern sie spielen eine aktive, dynamische Rolle und beeinflussen die Blutströmung. Eine wichtige Funktion haben dabei vor allem die Arteriolen, die sich weit oder eng stellen können, je nach dem Blutbedarf der betreffenden Organe. Während in Ruhe eine Normalstellung ausreicht, müssen sich die Arteriolen bei Muskelarbeit erheblich erweitern, damit die Muskelzellen vermehrt mit Energie und Sauerstoff versorgt werden können.

Am Ende des Transportsystems verzweigen sich die Arteriolen in eine Vielzahl von Haargefäßen (Kapillaren), die deshalb so heißen, weil sie tatsächlich so dünn sind wie Haare.

Wie werden die Organe versorgt?

Die Hauptaufgabe der Kapillaren besteht darin, die Zellen des Körpergewebes von Muskeln, Nerven und Knochen mit Sauerstoff und Nährstoffen zu versorgen und die Stoffwechselschlacken zu entfernen. Dies geschieht durch die so genannte Osmose. Durch die hauchdünnen Wände der Kapillaren dringen die im Blut gelösten Sauerstoffanteile und Nährstoffe in die Zelle ein, während die Abfallprodukte in umgekehrter Richtung herausdiffundieren. Auf diesem wundersamen Vorgang beruhen alle Lebensfunktionen.

Da die Kapillaren sehr dünn sind, muss ihre Zahl entsprechend groß sein, um unseren gesamten Körper zu versorgen. Es sind etwa fünf Milliarden mit einer Gesamtlänge von etwa 100 000 Kilometer. Damit umfasst das Kapillarbett den Hauptteil unseres Gefäßsystems. Interessant ist nun, dass in Ruhestellung nur etwa 25 Prozent aller Kapillaren in der Muskulatur geöffnet sind und vom Blut durchströmt werden. Diese Kapazität reicht für die Normalversorgung der Muskelzellen aus. Das zum Muskel gelangende Blut fließt durch Kurzschlussverbindungen unter Umgehung des Kapillarbettes direkt in die kleinen Venen.

Unter Belastungsbedingungen schließen sich diese Kurzschlussverbindungen, es öffnen sich sämtliche Kapillaren und leiten dem arbeitenden Muskel die für die Energieversorgung notwendigen Stoffe zu. Wenn zu viele Kapillaren des Körpers gleichzeitig in Anspruch genommen werden, droht das gesamte Blutvolumen des Organismus von etwa fünf bis sechs Litern im weiten Kapillarbett zu versacken. Der Mensch fällt in Ohnmacht. Deshalb sollte man nicht unmittelbar nach Mahlzeiten größere Muskelgruppen beanspruchen, weil in den Verdauungsorganen besonders viele Kapillaren arbeiten müssen.

Welche Aufgabe hat das Blut?

Was nützen ein hervorragender Motor und beste Transportwege, wenn das Transportmittel fehlt! Herz und Kreislauf können nur funktionieren, wenn der Körper über genügend Blut verfügt.

Im Transportmittel Blut werden Nährstoffe, Hormone, chemische Puffersubstanzen und vor allem Sauerstoff und Kohlendioxyd transportiert. Blut setzt sich ungefähr je zur Hälfte aus der Blutflüssigkeit, dem so genannten Plasma, und den Blutzellen zusammen, die in der Flüssigkeit schwimmen. Die Hauptaufgabe des Blutplasmas besteht darin, lebenswichtige Substanzen, besonders Baustoffe (Eiweiß) und Nährstoffe (Zucker, Fette), zu transportieren und Stoffe für die Blutgerinnung mitzuführen.

Bei den Blutzellen unterscheidet man drei verschiedene Arten:

- Die roten Blutkörperchen (Erythrozyten), die den roten eisenhaltigen Blutfarbstoff Hämoglobin enthalten, transportieren den Sauerstoff in die Zellen.
- Die weißen Blutkörperchen (Leukozyten) sind die Gesundheitspolizei des Organismus. Sie treten vor allem bei eingedrungenen Bakterien und bei der Bekämpfung von Entzündungsprozessen in Aktion und schützen unseren Organismus.
- Die Blutplättchen (Thrombozyten) schließlich sind für die Regulation der Blutgerinnung zuständig.

Die Thrombozyten spielen bei der Entstehung eines Herzinfarkts eine wichtige Rolle. Bei Gefäßverkalkungen kommt es nämlich nicht nur zu einer Einengung, sondern auch zu einer Entzündung der Herzkranzgefäße. An der entzündeten Stelle zerfallen die Thrombozyten, ballen sich zusammen und leiten eine Blutgerinnung ein. Es entsteht ein Blutgerinnsel, das an einer eingeengten Stelle der Herzkranzgefäße einen Infarkt hervorrufen kann.

Wie kommt es zu einem Herzinfarkt?

Ein Herzinfarkt entsteht durch die Schädigung des Herzmuskels. Er tritt auf, wenn Teile des Herzmuskels nicht mehr ausreichend durchblutet werden, weil die Herzkranzgefäße ganz oder teilweise verstopft sind.

Die Durchblutungsstörung des Herzmuskels heißt koronare Herzkrankheit und entsteht durch eine Gefäßeinengung und Gefäßverkalkung, die so genannte Arteriosklerose. Dabei handelt es sich um einen chronischen Prozess, der schleichend beginnt und oft Jahre dauert. Dennoch gibt es auch den Herzinfarkt „aus heiterem Himmel". Das belegt die MONICA-Studie der Weltgesundheitsorganisation (WHO), die das Herz-Kreislauf-Risiko und die Herzinfarkt-Häufigkeit von Männern und Frauen im Raum Augsburg mehr als zehn Jahre lang auswertete. Es zeigte sich, dass zwischen 1995 und 1997 immerhin 50 Prozent der Männer, die einen Infarkt erlitten, vorher keinerlei Anzeichen einer Durchblutungsstörung des Herzmuskels (Angina pectoris) hatten.

Der Ausgangspunkt liegt meist in den Koronararterien

Um seine Aufgabe erfüllen zu können, muss unser Herz ausreichend mit Blut und dem darin befindlichen Sauerstoff und Nährstoffen versorgt werden. Diese Versorgung erfolgt über die Herzkranzgefäße (Koronararterien), die der Wurzel der Hauptschlagader (Aorta) entspringen und aus einem linken und rechten Kranzgefäß bestehen. Sie umschließen den etwa faustgroßen Hohlmuskel netzartig wie ein Kranz – daher der Name – und verzweigen sich bis in die kleinsten Muskelbezirke.

Der Herzinfarkt entsteht zu 95 Prozent durch einen plötzlichen Verschluss eines solchen Herzkranzgefäßes, wodurch der betroffene Herzmuskelbereich von der lebensnotwendigen Sauerstoffzufuhr abgeschnitten ist. Das Gewebe stirbt infolge des sofort auftretenden Sauerstoffmangels innerhalb weniger Stunden ab.

Dem Herzinfarkt voraus geht eine chronische Entzündung der Koronargefäß-Innenwand, die jahrelang unbemerkt bleiben kann. Meist verspürt der Betroffene im Moment des Herzinfarkts einen starken, als vernichtend empfundenen Schmerz hinter dem Brustbein, der oft mit Übelkeit, Schwindel oder Todesangst verbunden ist. Etwa 40 Prozent der Menschen, die einen Herzinfarkt erleiden, sterben daran; ein Drittel davon in den ersten zwei Tagen, ein weiteres Drittel in der ersten Woche. In

Deutschland erleiden jährlich etwa 212 000 Personen einen Herzinfarkt, etwa 77 000 überleben ihn nicht.

Was sind ein Hinterwand- oder ein Vorderwandinfarkt?
Für einen Herzinfarkt ist entscheidend, an welcher Stelle innerhalb der Koronararterien der Gefäßverschluss erfolgt, weil der davon betroffene Abschnitt des Herzmuskels von der lebenswichtigen Sauerstoffzufuhr abgeschnitten wird. Die Eigenversorgung des Herzens erfolgt über eine rechte und linke Koronararterie, die beide aus der Wurzel der Körperhauptschlagader entspringen. Die linke Koronararterie teilt sich in zwei

Darstellung eines Herzinfarktes

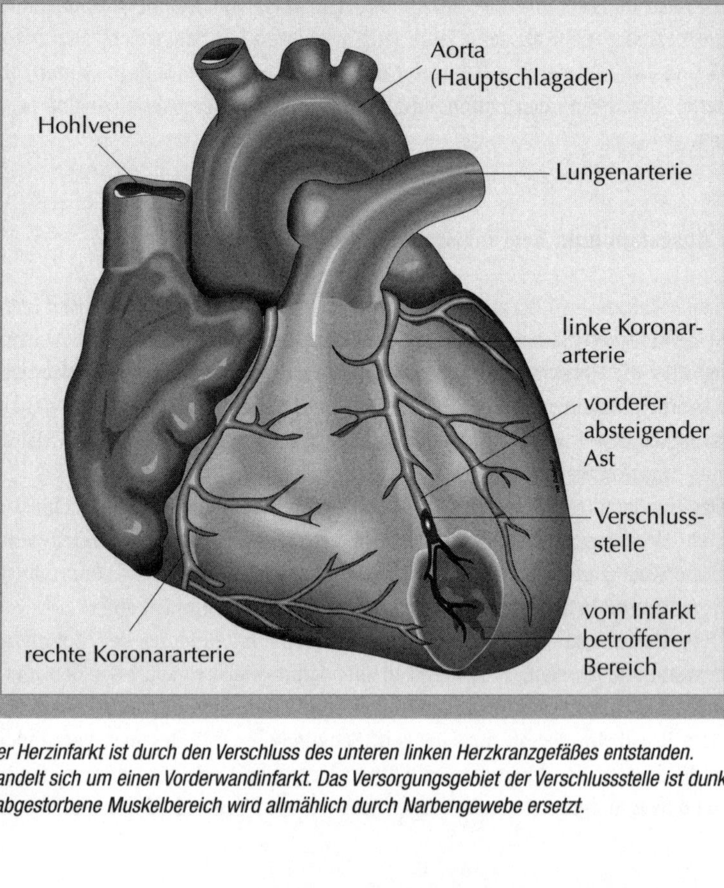

Dieser Herzinfarkt ist durch den Verschluss des unteren linken Herzkranzgefäßes entstanden. Es handelt sich um einen Vorderwandinfarkt. Das Versorgungsgebiet der Verschlussstelle ist dunkler. Der abgestorbene Muskelbereich wird allmählich durch Narbengewebe ersetzt.

Hauptäste auf, weshalb auch von drei Herzkranzgefäßen gesprochen wird. Das linke Herzkranzgefäß versorgt die Vorder- und linke Seitenwand, das rechte die Hinter- und rechte Seitenwand des Herzens. Wird das linke Herzgefäß verstopft, spricht man von einem Vorderwandinfarkt, beim rechten von einem Hinterwandinfarkt.

Ist ein Hauptast der Herzkranzgefäße vom Verschluss betroffen, tritt der sofortige Tod ein, was auch als Herzschlag bezeichnet wird. Ist hingegen ein kleiner Gefäßast verschlossen, stirbt nur ein umgrenzter Bezirk des Herzmuskelgewebes ab. Je kleiner der betroffene Gefäßast ist, desto größer ist die Chance des Überlebens und der narbigen Ausheilung dieses Herzmuskelbezirks im Laufe von Wochen und Monaten.

Was ist Angina pectoris?

Ein Herzinfarkt kommt meist nicht aus heiterem Himmel, sondern kündigt sich in etwa 50 Prozent der Fälle durch bestimmte Symptome an, weil er in der Regel das letzte Glied einer bereits länger vorliegenden Erkrankung ist. Ausgelöst werden kann der Infarkt durch körperliche und psychische Stresssituationen; er kann aber auch im Ruhezustand auftreten. Häufig ereignen sich Infarkte morgens oder vormittags, was daran liegen kann, dass der Blutdruck zu dieser Tageszeit höher und das Blut zähflüssiger ist als nachmittags. Deshalb ist es wichtig zu wissen, was vor dem Eintritt des eigentlichen Infarkts passiert, und welche Anzeichen es gibt, die den Herzinfarkt ankündigen. Die typischen Herzschmerzen, die dem Infarktereignis oft Tage, Wochen oder Monate vorausgehen können, nennt man Angina-pectoris-Symptome. Die Bezeichnung kommt aus dem Lateinischen und heißt „Enge der Brust“.

Ein jäher Schmerz hinter dem Brustbein

Diese Brustschmerzen mit Engegefühl entstehen aufgrund einer mangelnden Durchblutung des Herzens, weil ein oder mehrere Herzkranzgefäße bereits bis zu 70 Prozent eingeengt sind. Sie können bei körperlicher oder psychischer Belastung, nach einem üppigen Essen oder auch bei Kälte auftreten, z. B. beim Verlassen der Wohnung an einem Wintertag oder beim Schwimmen in kaltem Wasser. Die Betroffenen klagen dabei meist über einen drückenden oder brennenden Schmerz hinter dem Brustbein. Oft strahlen die Schmerzen auch in den linken Arm, in den Hals, Oberbauch, Rücken und Kieferbereich aus.

Vorboten eines Herzinfarkts

- Eine neu auftretende Angina pectoris, die der Betroffene vorher nicht kannte.
- Spürbare Veränderungen einer schon bekannten Angina pectoris.
- Häufigkeit und Intensität der Angina-pectoris-Anfälle nehmen zu oder treten bereits ab einer geringeren Belastung bzw. schon in Ruhe auf.

Was ist eine „stabile" Angina pectoris ?

Je nach Schwere der Herzkranzgefäßverengung können die Schmerzen etwa drei bis zehn Minuten oder auch Stunden dauern und mehrmals am Tag auftreten. Die typischen Angina-pectoris-Beschwerden treten in der Regel nur bei Belastungen auf und hören sofort auf, wenn die Belastung nachlässt oder unterbrochen wird, wenn man z. B. beim schnellen Gehen stehenbleibt. Ebenso typisch ist das prompte Nachlassen der Beschwerden bei Gabe eines Nitro-Präparates. Die Mediziner sprechen dann von einer nitro-positiven oder „stabilen" Angina pectoris, weil die Herzbeschwerden über einen längeren Zeitraum bei vergleichbaren Belastungen auftreten.

Bei solchen Warnzeichen sollte sofort ein Arzt aufgesucht werden, um durch eine internistische Untersuchung Aufschluss über die Schwere der Infarktgefährdung zu erhalten, bevor es zum eigentlichen Infarkt kommt. Eine „stabile" Angina pectoris kann durchaus mit Medikamenten und herzgesunder Lebensführung, d. h. vor allem Abbau der Risikofaktoren, behandelt werden, ohne dass ein chirurgischer Eingriff wie Aufdehnung durch Ballon oder Bypass-Operation erfolgen muss. Sind eine Blutarmut, eine Schilddrüsenerkrankung oder Herzrhythmusstörungen die Ursache der Angina pectoris, muss zuerst diese Grunderkrankung behandelt werden.

Was ist eine „instabile" Angina pectoris?

Wenn die Angina-pectoris-Beschwerden heftiger werden, innerhalb von Tagen oder Wochen zunehmen, bereits bei geringer Belastung oder in Ruhe auftreten und nicht mehr so leicht durch Nitro-Präparate zum Verschwinden gebracht werden können, spricht man von „instabiler" Angina pectoris, einem unmittelbaren Vorstadium des Herzinfarkts. Die Herzkranzgefäßerkrankung ist dann meist soweit fortgeschrittenen, dass jederzeit ein akuter Herzinfarkt entstehen kann. Da sie in etwa 30 Prozent der Fälle in einen Herzinfarkt übergeht, wird sie auch als Präinfarkt-Angina bezeichnet. Solche Patienten müssen stationär behandelt werden und sollten zur definitiven Klärung möglichst eine Herzkatheteruntersuchung durchführen lassen, weil ein akuter Infarkt droht. Um eine „instabile" Angina pectoris oder Ruhe-Angina-pectoris mit Verdacht auf einen akuten Infarkt handelt es sich auch, wenn solche typischen Beschwerden ohne jede körperliche Anstrengung etwa am Ende der Nachtruhe oder am frühen

Morgen auftreten. Ganz entscheidend dabei ist: Halten diese Schmerzen länger als 15 Minuten an, besteht ein absoluter Infarktverdacht, und der Notarzt sollte unverzüglich gerufen werden.

Wann ist es keine Angina pectoris?
Schmerzen im Brustkorb, die sich bei tiefem Ein- oder Ausatmen, durch Haltungsveränderung oder durch Druck auf die schmerzende Stelle verändern, haben in aller Regel andere Ursachen, z. B. muskuläre Verspannungen oder orthopädische Fehlhaltungen, und sind keine Angina pectoris. Aber auch Beschwerden, die als Herzstiche empfunden und häufig in der Gegend der linken Brustwarze lokalisiert werden, sind meist keine Angina pectoris und deshalb auch nicht bedrohlich. Einerseits sollte man deshalb nicht überängstlich sein und immer gleich an einen drohenden Infarkt denken, während andererseits bei unerklärlichen Schmerzen oder den Warnzeichen eines Herzinfarktes auf jeden Fall sofort ein Rettungswagen gerufen oder ein Arzt aufgesucht werden sollte.

Gibt es Herzinfarkte ohne Angina-pectoris-Schmerzen?
Etwa 20 bis 30 Prozent aller Herzinfarkte verlaufen so leicht, dass nur ein kleiner Teil des Herzmuskelgewebes abstirbt und der Betroffene dabei nichts spürt. Diese so genannten „stummen" Herzinfarkte ereignen sich häufig bei älteren Personen und bleiben meist unentdeckt. Als Vorboten der stummen Herzinfarkte können unerkannte Durchblutungsstörungen des Herzmuskels gelten. Sie lassen sich im Langzeit-EKG nachweisen. Die Patienten, häufig Diabetiker, spüren davon aber nichts. Außerdem gibt es eine zusätzliche Diagnosemethode, mit der man auch stumme Infarkte feststellen kann: Herzspezifische Eiweißmoleküle wie Troponin gelangen aus den geschädigten Herzmuskelzellen ins Blut. Sie können hier schon zwei Stunden nach dem Ereignis und bis zu einer Woche danach im Blut festgestellt werden. So kann auch noch nach Tagen ein vorausgegangener stummer Infarkt nachgewiesen werden.

Eine über acht Jahre durchgeführte Langzeitstudie in den USA zeigte, dass bei älteren Patienten die Häufigkeit von stummen Herzinfarkten sogar gleich hoch war wie diejenige von ärztlich festgestellten Infarkten. Interessant dabei ist, dass das Vorstadium des typischen Herzinfarktes, die Angina pectoris, bei etwa 50 Prozent der älteren Betroffenen trotz einer Durchblutungsstörung des Herzens fehlte.

Die Gründe dafür sind bis heute nicht genau geklärt. Möglicherweise liegt die Ursache darin, dass sich bei Älteren häufig verschiedene Krankheiten überlagern, sodass die Herzbeschwerden in den Hintergrund treten.

Typische Warnzeichen eines Herzinfarktes

- Schwere, anhaltende Brustschmerzen, meist hinter dem Brustbein
- Starkes Engegefühl (Angina pectoris) und erheblicher Druck im Brustkorb
- In die Arme, Schulterblätter, den Hals, Unterkiefer oder Bauch ausstrahlende Schmerzen
- Blasse, fahle Gesichtsfarbe, verfallendes Aussehen
- Kalter Schweiß auf Stirn und Oberlippe
- Übelkeit mit Erbrechen, Luftnot
- Schweißausbrüche, Vernichtungsschmerz, Todesangst
- Starker Schwindel, Kreislaufkollaps mit und ohne Bewusstlosigkeit

Was ist eine Arteriosklerose und wie kommt es dazu?

Eine Haupterklärung für einen Verschluss der Herzkranzgefäße ist die Auffassung, dass es sich bei der Arteriosklerose um einen jahrelangen, still verlaufenden Entzündungsprozess handelt, dem eine Verletzung der Gefäßinnenwand vorausgegangen ist. Die Arteriosklerose (wörtlich: Gefäßverhärtung) oder auch Atherosklerose beginnt mit einer Ablagerung von Fettsubstanzen und Kalksalzen an den Entzündungsstellen der Gefäßinnenwand und führt zu einer Verengung der Gefäße, zur Verhärtung der Gefäßwand und zu einem Verlust an Elastizität der Gefäße. Im Laufe von Jahren oder Jahrzehnten wird die Gefäßlichtung durch vermehrte Ablagerungen immer enger, bis es durch ein Blutgerinnsel oder auch durch einen stressbedingten Gefäßkrampf zu einem vollständigen Verschluss und damit Infarkt kommt.

Stoffwechselstörungen als Auslöser der Arteriosklerose
Normalerweise sind die Blutgefäße an der Innenwand völlig glatt, sodass das Blut gut fließen kann. Aufgrund einer Verletzung bzw. Entzündung der Arterienwände, deren Ursachen insbesondere in einem zu hohen Cholesterinspiegel, Bluthochdruck und in den durch Rauchen entstehenden, die Zellwände angreifenden so genannten freien Radikalen liegen, strömen weiße Blutkörperchen (Leukozyten) zur Abwehr herbei, um die Entzündung zu bekämpfen. Die als Retter herbeigeeilten Immunzellen werden aber selbst zur Gefahr, weil sie an den Arterieninnenwänden haften bleiben, absterben und dadurch das Arteriengewebe aufs Neue reizen. An dieser chronischen Entzündungsstelle entwickeln sich durch Ablagerungen von Fettsubstanzen, vor allem Cholesterin und Kalk, Erhebungen, die wie frisch umgegrabene Beete aussehen und deshalb auch Arteriosklerosebeete (Atherome) genannt werden.

Im Laufe der Jahre werden diese beetartigen Erhebungen aufgrund der chronischen Entzündung durch weitere Ablagerungen aus Cholesterin, weißen Blutkörperchen, abgestorbenem Gewebe und neu wuchernden Zellen immer größer, bilden kalk- und fetthaltige Beläge, die man auch Plaques nennt, und verengen die Lichtung (Lumen) des Gefäßes immer mehr. Diese Plaques bilden sich vor allem durch eine ungesunde Lebensweise mit Rauchen, Bewegungsmangel, fettreicher Ernährung, Bluthochdruck, Diabetes und Fettstoffwechselstörungen.

Entscheidend ist nun, dass es die Plaques in zwei Formen gibt. Die „stabile“ Plaque ist zum Gefäßinnern hin mit einer derben Schicht aus Bindegewebe bedeckt. Sie behindert zwar den Blutstrom und kann auch Herzbeschwerden auslösen, ist aber in

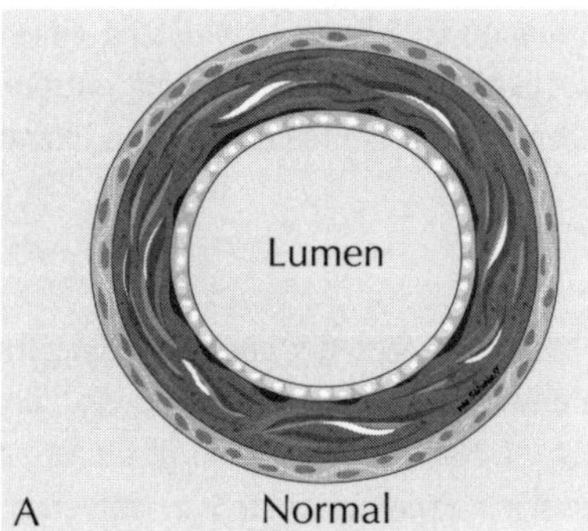

A: Blutgefäß mit normaler Lichtung (Lumen).

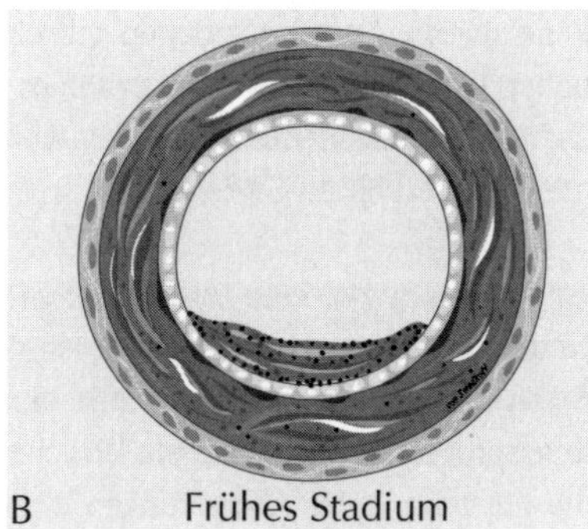

B: Beginnende Arteriosklerose mit geringen Ablagerungen aus Fetten.

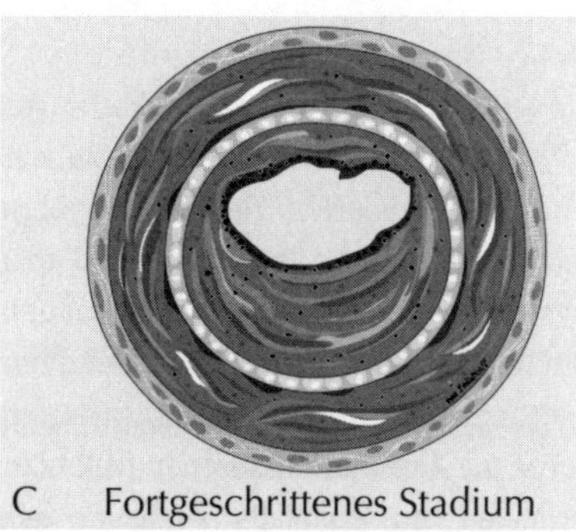

C: Fortgeschrittenes Stadium mit Plaques und Gefäßverengung.

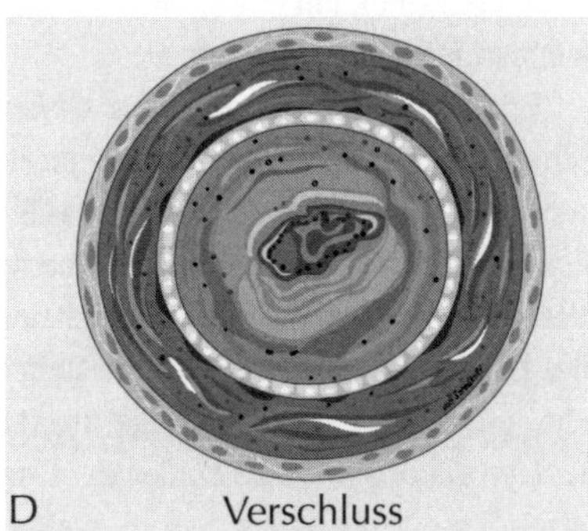

D: Vollständiger Verschluss des Gefäßes durch ein Blutgerinnsel: Infarkt.

der Regel nie die Ursache für einen Infarkt. Die „instabile“ Plaque hingegen, die nur durch eine dünne Schutzschicht (die Fibrinkappe) vom Innenraum des Gefäßes getrennt ist, kann leicht lebensgefährlich werden. In diese haben sich nämlich Entzündungszellen eingelagert, die diese dünne Bindegewebskappe beständig angreifen. Wenn nun eine solche instabile Plaque aufbricht, ballen sich an dieser Stelle sofort massenhaft Blutplättchen (Thrombozyten) zu einem Pfropf zusammen, der das gesamte Gefäß verstopft. Es kommt zum Herzinfarkt.

Wichtig ist nun, dass man inzwischen durch Bluttests herausfinden kann, um welche Art von Plaques es sich handelt, womit sich das Herzinfarktrisiko besser abschätzen lässt. Eine hohe Aussagekraft hat dabei die Bestimmung des C-reaktiven Proteins, kurz CRP genannt. Dieses Bluteiweiß bildet der Körper vermehrt bei Entzündungen. Weil jedoch Entzündungszellen beim Aufreißen der instabilen Plaque eine wichtige Rolle spielen, haben Menschen mit einem erhöhten CRP-Wert im Blut und einem hohen Cholesterinspiegel ein erhöhtes Infarktrisiko. Sie sollten deshalb mit entsprechenden Medikamenten behandelt werden, ebenso wie Patienten nach einem Infarkt mit einem erhöhten CRP-Wert.

Ist Arteriosklerose eine Infektionskrankheit?

Neuere Forschungsergebnisse weisen darauf hin, dass neben der oben geschilderten Erklärung des Herzinfarkts durch einen chronischen arteriosklerotischen Entzündungsprozess noch eine andere Ursache beteiligt ist. Nach diesen Erkenntnissen ist für die Entstehung der Ablagerungen in den Koronararterien ein Bakterium mitverantwortlich. Es handelt sich um das wenige zehntausendstel Millimeter große Bakterium *Chlamydia pneumoniae,* das durch Tröpfcheninfektion beim Husten oder Niesen übertragen werden kann. Etwa 60 Prozent der Bevölkerung haben diesen Erreger in ihren Lungen und in ihrem Blut, ohne es zu wissen, weil die Symptome allenfalls einer leichten Erkältung gleichen.

Erstmals aufmerksam auf die *Chlamydia pneumoniae* wurden schwedische Forscher von der Universität Uppsala im Jahre 1988. Sie fanden diesen Erreger bei acht schwedischen Spitzen-Orientierungsläufern mit gut trainierten Herzen und ohne einen Risikofaktor, die trotzdem überraschend an Herzinfarkt verstarben. Der erste Verdacht, dass sich die Athleten vielleicht angesteckt hatten, wurde durch eine Studie des US-Kardiologen Joseph Muhlestein erhärtet, der bei 70 von 90 schwer Herzkranken in den sklerotischen Ablagerungen aus Fett und Kalk die Bakterien der Gattung *Chlamydia pneumoniae* entdeckte. Damit wurde die These des finnischen Mikrobiologen-Forscher-Ehepaars Saikku weiter untermauert, das ebenfalls bereits im Jahr 1988 behauptet hatte, es seien *Chlamydia*-Bakterien, die über Ansteckung zu einem Herzinfarkt führten.

So könnten die Bakterien Arteriosklerose verursachen
Eine Erklärung, auf welche Weise die Chlamydien zum Herzinfarkt führen, haben die Forscher auch: Chlamydien siedeln in den weißen Blutkörperchen sowie in den Muskel- und Epithelzellen der Gefäßwände, also genau in den drei Zelltypen, die für den Prozess der Arteriosklerose verantwortlich sind. Im Inneren der weißen Blutkörperchen gelangen die Bakterien in die Herzkranz- und auch Hirngefäße, schädigen die Gefäßwände und lösen hier eine chronische Entzündung aus.

Um die Infektion zu bekämpfen, reisen weitere weiße Blutkörperchen heran und verschlimmern mit ihrer Bakterienfracht die Entzündung. An der Wundstelle lagern sich im Laufe von Jahren abgestorbene Blutkörperchen, Fett und Kalk ab, die Blutgefäße werden enger, es bilden sich feste Plaques, und die Blutzufuhr zum Herzmuskel wird behindert. Löst sich nun ein Teil dieser festen kalk- und fetthaltigen Beläge und verstopft die Blutbahn, kommt es zum Herzinfarkt.

Können in der Zukunft Antibiotika Arteriosklerose heilen?
Ob sich diese aufsehenerregende Theorie der Entstehung des Herzinfarktes wirklich bewahrheitet und Antibiotika vor Herzinfarkt schützen, bleibt abzuwarten. Die bislang größte Studie an etwa 7700 US-Patienten erbrachte weder einen eindeutigen Beleg für noch gegen diese Theorie, wie im März 2002 auf der Tagung des American College of Cardiology berichtet wurde. Dazu müssen noch mehr wissenschaftliche Großuntersuchungen durchgeführt werden, die noch einige Jahre dauern werden. Wenn eine Infektion der Blutgefäße mit den Chlamydien-Bakterien die eigentliche Ursache der Arteriosklerose wäre, müssten Infarkte fortan als Infektionserkrankungen gelten und könnten wirksam mit Antibiotika behandelt werden. Selbst wenn endgültige Beweise vorlägen, dass sich die Arterienverkalkung und damit der Infarkt tatsächlich mit Tabletten bekämpfen ließe, würde die bisherige Strategie der Vorbeugung von Herz- und Gehirninfarkten nichts an Gültigkeit einbüßen. Denn auch bei den Vertretern der Infektionstheorie ist nämlich unbestritten, dass die bekannten Infarkt-Risikofaktoren die Entzündungsstellen an der Herzgefäß-Innenwand und damit den Verschluss der Herzkranzgefäße in bedeutendem Maße fördern und beschleunigen.

Welche Bedeutung haben die Risikofaktoren?

Aus vielen wissenschaftlichen Untersuchungen ist eindeutig belegt, dass die berühmt-berüchtigten Risikofaktoren bei der Entstehung eines Herzinfarktes eine entscheidende Rolle spielen. Je mehr Risikofaktoren jemand aufweist, desto größer ist die Gefahr für ihn, an einem Herzinfarkt zu sterben. So wurde herausgefunden, dass das

Infarktrisiko um das Vierfache erhöht ist, wenn ein Risikofaktor vorliegt, um das 16fache, wenn zwei Faktoren vorhanden sind, und um das 22fache, wenn jemand drei Risikofaktoren aufweist wie z. B. Rauchen, Bluthochdruck und erhöhte Cholesterinwerte. Andererseits sinkt das Risiko, einen Herzinfarkt zu erleiden, auf zehn Prozent, wenn zwar vielleicht eine erbliche Vorbelastung gegeben ist, aber sonst alle Risikofaktoren ausgeschaltet sind.

Risikofaktoren		Risikoerhöhung
Zigarettenrauch	20/Tag >20/Tag	zweifach vierfach
Cholesterinerhöhung Zigarettenrauch	>20/Tag	16fach
Cholesterinerhöhung Bluthochdruck Zigarettenrauch	>20/Tag	22fach

Das Risiko, einen Herzinfarkt zu erleiden, potenziert sich nahezu mit der Zunahme der vorhandenen Faktoren.

Welche Risikofaktoren gibt es?

Bei den Risikofaktoren unterscheidet man solche, die anlage- oder erbbedingt sind, von solchen, die mit dem Verhalten und Lebensstil eines Menschen zusammenhängen. Es ist erwiesen, dass es eine gewisse erbliche Vorbelastung gibt, wonach das Risiko, einen Herzinfarkt zu erleiden, bei solchen Menschen höher ist, deren Eltern oder Geschwister bereits einen Infarkt hatten. Auch im Alter, bei Männern ab 45 und bei Frauen mit Beginn der Wechseljahre – weil dann ein gewisser natürlicher Schutz durch die Hormone fehlt –, ist das Herzinfarktrisiko höher.

Neben den erbbedingten, genetischen Faktoren wie Veranlagung, Geschlecht oder Alter, die nicht beeinflussbar sind, gibt es sieben verhaltensbedingte, dadurch jedoch auch beeinflussbare Risikofaktoren (siehe Kasten Seite 27).

Beeinflussbare Risikofaktoren

- Bewegungsmangel
- Rauchen
- Erhöhter Cholesterinspiegel
- Bluthochdruck
- Übergewicht
- Zuckerkrankheit (Diabetes mellitus)
- Stress

Muss ich bei guten Erbanlagen nicht auf die Risikofaktoren achten?
Man weiß heute, dass vor allem Fettstoffwechselstörungen, also erhöhte Cholesterinwerte, häufig vererbt sind, weil bestimmte Rezeptoren an den Zelloberflächen fehlen, was zu einer vermehrten Cholesterinbildung in der Leber führt.

Es ist wichtig, dass bereits bei Jugendlichen durch einfache Blutuntersuchungen herausgefunden wird, ob solche Veranlagungen vorliegen, sodass man frühzeitig vorbeugen kann. Und auch bestimmte Formen des Bluthochdrucks sind sicherlich angeboren, weshalb auch bereits bei Jugendlichen in gewissen Abständen die Blutdruckwerte beobachtet werden sollten.

Zwar ist die Unterscheidung zwischen erbbedingten und verhaltensbedingten Risikofaktoren wichtig, aber die Grenzen zwischen beiden sind oft fließend. Es ist eben nicht so, dass jemand, der keine vererbte Vorbelastung mitbringt, nicht auf die Infarkt-Risikofaktoren achten müsste, während andererseits jemand mit vererbten Risikofaktoren gewissermaßen einem Herzinfarkt-Schicksal ausgeliefert wäre, das er nicht beeinflussen kann.

Ein Beispiel: Die Cholesterinwerte sind bei vielen Menschen einerseits sicherlich erbbedingt, können aber andererseits durch entsprechendes Verhalten wie fettarme Kost, viel Bewegung und Stressminderung so entscheidend beeinflusst werden, dass sie geringer oder normal werden. Umgekehrt kann ein hoher Cholesterinspiegel auch bei Menschen entstehen, die dazu keine Veranlagung mitbringen, wenn sie sich permanent entsprechend risikoreich verhalten, also analog fettreiche Nahrung zu sich nehmen, sich wenig bewegen und viel Stress haben.

Risikofaktor Bewegungsmangel

Warum ist Bewegungsmangel einer der wichtigsten Risikofaktoren? Bewegungsmangel spielt insofern eine sehr bedeutende Rolle, als er meist noch einige Risikofaktoren nach sich zieht. Wer sich zu wenig bewegt, neigt eher zu Übergewicht, gehört oft zu den Rauchern, und es fehlen die positiven Einflüsse einer regelmäßigen Bewegung auf den Blutdruck, erhöhte Cholesterin- und Zuckerwerte. Anders ausgedrückt: Wer es fertigbringt, sich regelmäßig zu bewegen, bekommt mit Sicherheit die anderen Risikofaktoren leichter in den Griff.

Was ist Bewegungsmangel eigentlich?

Ein Bewegungsmangel liegt dann vor, wenn wir im Beruf, Alltag und in der Freizeit muskulär und herzkreislaufmäßig so wenig beansprucht werden, dass diese körperlichen Belastungen permanent unterhalb einer Reizschwelle liegen, die zur Entwicklung oder zum Erhalt einer durchschnittlichen körperlichen Kondition notwendig ist. Dafür gibt es genauere Kriterien. Nach wissenschaftlichen Erkenntnissen liegt diese Reizschwelle im Herz-Kreislauf-Bereich bei 50 Prozent und im muskulären Bereich bei etwa 30 Prozent der maximalen Leistungsfähigkeit. Konkret wurde dabei herausgefunden, dass ein wöchentlicher Mehrverbrauch von etwa 2000 Kilokalorien (kcal) durch körperliche Aktivität als „Schwellenwert" erreicht werden muss, damit Bewegungsmangel nicht zum Risikofaktor wird. Auch wenn im Alltag möglichst viele Gelegenheiten zur Bewegung genutzt werden (z. B. Treppen gehen, kleinere Einkaufsgänge, Gartenarbeit etc.), reicht das nicht aus, weil man damit nur auf 1000 bis 1200 kcal pro Woche kommt.

Um diesen Schwellenwert von 2000 kcal Energiemehrverbrauch durch Bewegung zu erreichen, muss drei- bis viermal pro Woche eine Ausdauersportart wie z. B. Walking, Jogging, Radfahren, Skilanglauf oder Schwimmen mindestens jeweils 30 Minuten lang ausgeübt werden. Die Pulsfrequenz pro Minute sollte dabei einen Wert erreichen, der sich aus 180 minus Lebensalter errechnet, wobei allerdings für herzkranke Personen individuelle Pulswerte gelten, die durch den Arzt bzw. die Reha-Klinik vorgegeben werden.

Inwiefern erhöht Bewegungsmangel das Herzinfarktrisiko?

Inzwischen belegen viele große wissenschaftliche Studien die eminente Bedeutung der Bewegung in Form von Ausdauersport für eine wirksame Vorbeugung und auch Nachsorge von Herz-Kreislauf-Erkrankungen. Bewegungsmangel erhöht das Infarktrisiko in mehrfacher Hinsicht.

Einmal übersteigt bei fehlender oder zu geringer Bewegung die aufgenommene Kalorienmenge meist den Energiebedarf, sodass es zu Übergewicht kommt. Infolge des Gewichtanstiegs treten häufig Bluthochdruck, erhöhte Cholesterinspiegel und Zuckerkrankheit auf. So führt Bewegungsmangel zu einer Funktionsschwäche des gesamten Herz-Kreislauf-Systems. Durch eine geringere Blutmenge nämlich, die vom untrainierten Herzen pro Kontraktion in die große Köperschlagader ausgeworfen wird, kommt es zu einer höheren Herzfrequenz und einem höheren Blutdruck als beim Sportler. Das Herz versucht das geringere Blutvolumen pro Herzschlag mit häufigerem

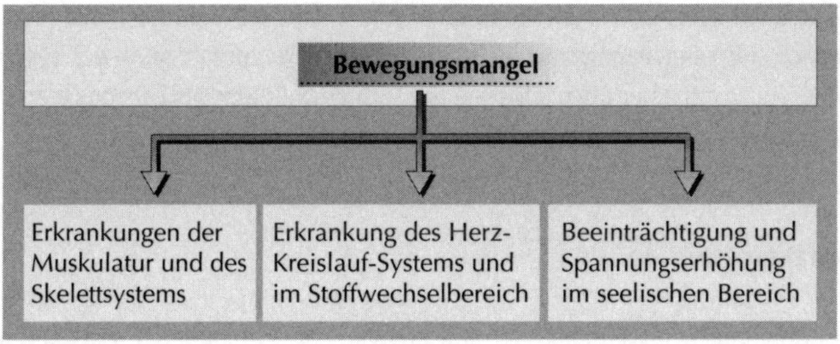

Bei Bewegungsmangel werden Herz- und Kreislaufsystem überbeansprucht und geschädigt.

Schlagen und höherem Blutdruck auszugleichen. Die Folge ist die Verkürzung der Erschlaffungsphase des Herzens. Dadurch aber wird die optimale Versorgung des Herzmuskels mit dem lebensspendenden Sauerstoff beeinträchtigt. Der erhöhte Blutdruck wiederum bewirkt eine ständige Überbeanspruchung und damit erhöhte Verletzungs-

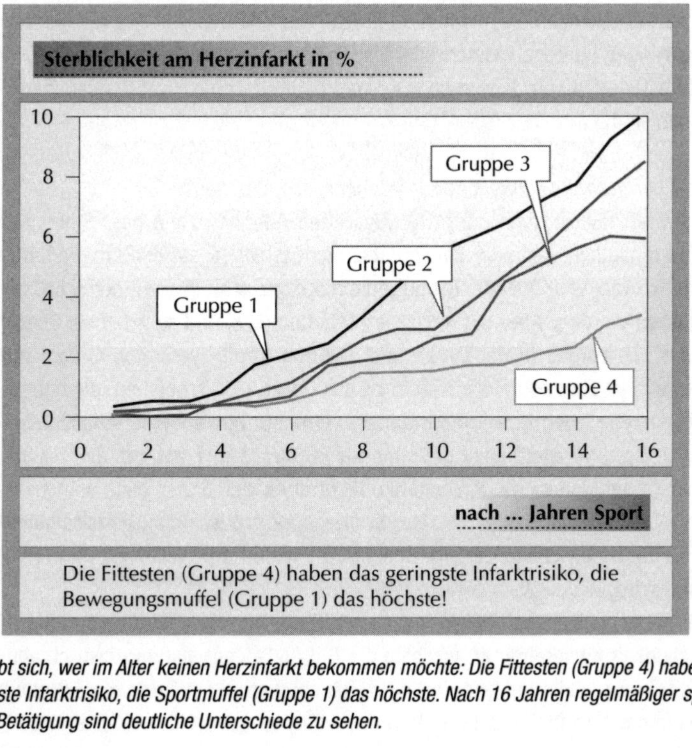

Früh übt sich, wer im Alter keinen Herzinfarkt bekommen möchte: Die Fittesten (Gruppe 4) haben das geringste Infarktrisiko, die Sportmuffel (Gruppe 1) das höchste. Nach 16 Jahren regelmäßiger sportlicher Betätigung sind deutliche Unterschiede zu sehen.

anfälligkeit der Arterienwände, wodurch sich gefährliche Blutpfropfen bilden können. Schließlich führt Bewegungsmangel häufig zu einer Beeinträchtigung des vegetativen Nervensystems mit einer übersteigerten Spannungserhöhung des Leistungsnervs (Sympathikus) sowie zu Störungen im Stoffwechsel- und hormonalen System.

Risikofaktor Rauchen

Die Internationale Gesellschaft für Kardiologie, die sich mit der Entstehung und Bekämpfung von Herz-Kreislauf-Krankheiten befasst, zählt das Rauchen zu den Hauptrisikofaktoren einer Herzerkrankung. Bei Zigarettenrauchern ist das Risiko, einen Herzinfarkt zu erleiden, etwa 70 Prozent höher als bei Nichtrauchern. Dieses Risiko steigt jeweils mit der Zahl der gerauchten Zigaretten, der Dauer und dem frühen Beginn des Rauchens. Das Weiterrauchen nach einem Herzinfarkt ist der Hauptfaktor für einen erneuten Infarkt (Re-Infarkt) oder den plötzlichen Herztod. Trotz öffentlicher Warnungen und Appelle ist der Raucheranteil in der deutschen Bevölkerung bisher nicht zurückgegangen. So rauchen 35 Prozent der Männer und 21 Prozent der Frauen mit steigender Tendenz. Wissenschaftler schätzen, dass 40 Prozent der 406 000 Herz-Kreislauf-Todesfälle pro Jahr in Deutschland hauptursächlich auf das Rauchen zurückzuführen sind.

Worauf beruhen die schädlichen Wirkungen des Rauchens?
Zwar wären täglich zwei oder drei Zigaretten oder auch ein paar Pfeifenfüllungen nicht so schädlich, wenn der Rauch dabei nicht inhaliert, das heißt in die Lungen eingeatmet wurde, weil über die Mundhöhle nur etwa zehn Prozent der Schadstoffe aufgenommen werden. Aber die wenigsten schaffen dies, und so gelangen über 90 Prozent der Schadstoffe in die Lunge und dadurch in den gesamten Organismus. Der Tabakrauch ist eine komplexe Mischung aus Gasen und Tröpfchen, die nahezu 4000 nachgewiesene chemische Verbindungen enthält. Ein äußerst schädlicher Rauchbestandteil ist vor allem das Kohlenmonoxyd, das beim Einatmen den Sauerstoff im Blut verdrängt, sodass die Sauerstoffkonzentration des Blutes beim starken Raucher bis zu zehn Prozent niedriger ist. Das Kohlenmonoxyd ist ein ausgesprochenes Gefäßgift, das die Innenschicht der Adern schädigt, womit der Gefäßverkalkung Vorschub geleistet wird.

Die Sauerstofftransportfähigkeit der roten Blutkörperchen wird vermindert und ihre Beweglichkeit eingeschränkt, weshalb die Blutfließeigenschaften drastisch abnehmen und die Gerinnselbildung gefördert wird. Rauchen erhöht außerdem die Blutfettwerte, vor allem das schädliche LDL-Cholesterin, während das positive HDL absinkt.

Weitere hochgefährliche Stoffe sind Nikotin und Teer. Nikotin bewirkt zwar kurzfristig eine Beruhigung bei Aufregung sowie eine Stimulierung bei Müdigkeit. Längerfristig verursacht Nikotin insbesondere ein Zusammenziehen der Blutgefäße, erhöht den Blutdruck, beschleunigt den Herzschlag und beeinträchtigt darüber hinaus das Verdauungssystem. Außerdem wird unter Nikotineinfluss vermehrt das Stress-Hormon Adrenalin produziert, sodass der Adrenalinspiegel im Blut gegenüber dem Normalwert bis auf das Doppelte ansteigt. Beim Rauchen entstehen außerdem aggressive Zellmoleküle, so genannte freie Radikale, die die Arterien schädigen. Ein starker Raucher hat allein schon deshalb ein zehnfach höheres Herzinfarktrisiko als ein Nichtraucher. Zum Herzgift Nikotin gesellt sich noch der krebserzeugende Teer. Selbst Zigaretten mit niedrigem Teergehalt unter zehn Milligramm führen zu stark erhöhtem Krebsrisiko vor allem im Lungenbereich. 95 Prozent der Lungenkrebspatienten sind Raucher.

Warum sind die passiven Mitraucher besonders gefährdet?
Die Raucher gefährden nicht nur sich selber, sondern auch ihr nichtrauchendes Umfeld. Bereits gelegentliches passives Mitrauchen zu Hause oder am Arbeitsplatz erhöht das Infarktrisiko um 60 Prozent. Vom Heidelberger Krebszentrum wurde herausgefunden, das jährlich 400 Lungenkrebskranke aufgrund von Passivrauchen sterben. Die Amerikanische Herzgesellschaft (American Heart Association) schätzt, dass in den USA pro Jahr 40 000 Todesfälle allein infolge des Passivrauchens auftreten. Bei Kindern entstehen durch das Passivrauchen schon frühzeitig Lungenentzündungen und Asthmaanfälle. Frauen, die mit Rauchern verheiratet sind, haben ein um 30 Prozent höheres Lungenkrebsrisiko. Beim Pfeifenrauchen sind die negativen Auswirkungen wegen des hohen Benzpyrengehalts des Pfeifentabaks sogar noch größer. Es ist deshalb strikt zu fordern, dass zumindest in öffentlichen Institutionen, Arbeitsräumen, Büros und Schulen ein absolutes Rauchverbot gilt.

Risikofaktor erhöhtes Cholesterin

Das Fett Cholesterin wird im Organismus in einer Menge von 500 bis 1000 Milligramm täglich gebildet. Es ist ein wichtiger Baustein im Körper, weil es dazu beiträgt, die Zellwände abzudichten und die Immunabwehr zu fördern. Außerdem unterstützt es die Bildung von Gallenflüssigkeit und ist eine unentbehrliche Ausgangssubstanz für viele Hormone. Wenn Cholesterin mit der Nahrung zugeführt wird, sinkt die körpereigene Produktion. Dieser Ausgleichsmechanismus gerät unabhängig von einer genetischen Belastung jedoch auch dann aus den Fugen, wenn durch permanente Überdosierung von außen die Leber mit dem Abbau nicht mehr nachkommt.

Erhöhtes Cholesterin ist aber auch ein ganz wichtiger Risikofaktor für Herzinfarkt und Schlaganfall. Obwohl viele wissen, dass ein erhöhter Cholesterinspiegel ein wichtiger Risikofaktor für Herz-Kreislauf-Krankheiten ist, kennen nach Umfragen ca. 83 Prozent der Bundesbürger ihre Werte nicht. Weltweite wissenschaftliche Studien haben gezeigt, dass zu hohe Cholesterinwerte ein äußerst gravierender Risikofaktor für die Entstehung eines Herzinfarkts und anderer arteriosklerotischer Gefäßkrankheiten wie Schlaganfall und Durchblutungsstörungen der Becken- und Beinarterien ist. Über den genauen Absolutwert, ab wann das Cholesterin gefährlich wird, streiten sich die Wissenschaftler zwar noch, unumstritten aber ist, dass ein Wert von mehr als 250 Milligramm pro Deziliter (mg/dl) das Risiko einer Herzerkrankung erhöht und ein Wert zwischen 200 und 250 mg/dl als grenzwertig gilt.

Für Personen, die noch andere Risikofaktoren aufweisen, sollte der Wert keinesfalls 200 mg/dl übersteigen, dem von der Weltgesundheitsorganisation (WHO) als optimal empfohlenen Wert. Bei einem Cholesterinspiegel von 280 mg/dl ist das Infarktrisiko bereits um das Vierfache erhöht.

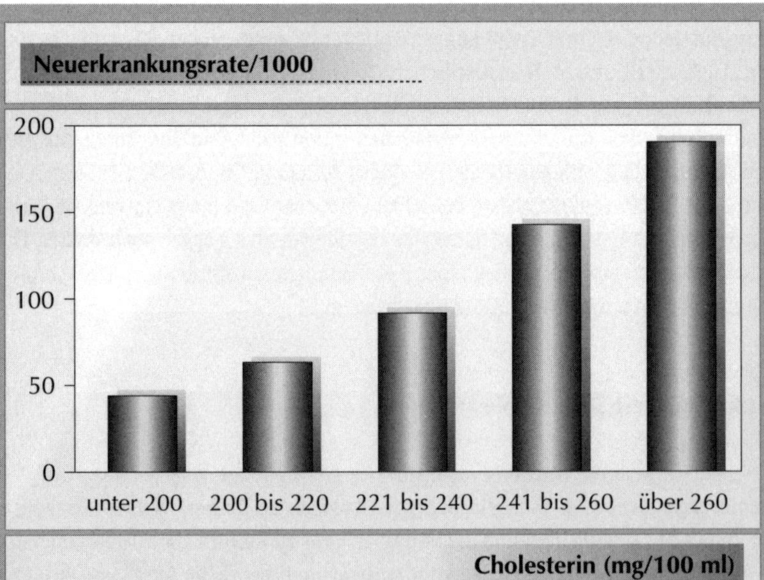

Herzinfarktrisiko in Abhängigkeit vom Cholesterinspiegel im Blut

Bis zu einem Cholesterinspiegel von 200 mg/dl ist die Gefahr eines Herzinfarktes relativ gering. Danach steigt sie stetig an und ist bei einem Cholesterinspiegel von 280 mg/dl bereits um das Vierfache erhöht.

Worum handelt es sich beim schädlichen LDL-Cholesterin?

Cholesterin wird im Blut zusammen mit Fett und Eiweiß in den so genannten Lipoproteinen transportiert. Je nach deren Zusammensetzung bezeichnet man das eine aufgrund seiner biochemischen niedrigen Dichte als LDL (low density lipoprotein) und das andere aufgrund der hohen Dichte als HDL (high density lipoprotein). Das LDL-Cholesterin macht den größten Anteil am Gesamtcholesterin aus. Es nimmt die Fette aus dem Blut auf und transportiert sie in die mannigfach verzweigten Arterien und Zellen. So gelangen die Fettpartikelchen an entzündete Stellen der Arterienwände und lagern sich dort ab und leiten den schädlichen Prozess der Arteriosklerose ein, an dessen Ende Gerinnselbildung und Herzinfarkt stehen.

Wegen seiner Gefährlichkeit sollte das LDL – oft auch „böses" Cholesterin genannt – möglichst unter 160 mg/dl liegen, bei mehreren Risikofaktoren sollte der Wert geringer als 130 mg/dl sein.

Rauchen verschlimmert das Risiko

Besonders gefährlich ist das LDL, wenn es, vor allem durch das Rauchen, oxydiert wird. Oxydiertes bzw. ranziges Cholesterin dringt dann in die Zellen ein, richtet diese zugrunde und verwandelt sie in Schaumzellen. Auch diese werden zu sklerosierenden Ablagerungen an den Gefäßwänden. Nochmals beschleunigt sich dieser Prozess bei einer genetischen Belastung und/oder falschen Ernährung, wobei die Leber beim „Herausfischen" überfordert wird. Erhöhtes LDL-Cholesterin erhöht das Infarktrisiko um das Fünffache.

Was ist HDL-Cholesterin ?

Das HDL-Cholesterin hat dagegen eine eminent schützende Funktion für die Blutgefäße. Deshalb wird es auch als das „gute" Cholesterin bezeichnet. Das HDL nimmt überflüssiges Cholesterin aus dem Blut auf, löst sogar durch das LDL verursachte Ablagerungen auf und trägt zur Ausscheidung von LDL-Cholesterinen über Leber und Darm bei. Zwar lagert sich auch das HDL an den Innenwänden der Arterien ab, aber diese Ablagerungen bilden eine Art Schutzschicht, sodass keine weiteren Fettpartikelchen andocken können. Aufgrund dieser schützenden Wirkung des HDL können wir gar nicht genug davon haben. Ein hervorragendes Mittel, um den HDL-Wert zu steigern, ist neben fettarmer Kost vor allem regelmäßiges Ausdauertraining!

Frauen sollten einen HDL-Wert möglichst über 45 mg/dl und Männer möglichst über 35 mg/dl haben. Je niedriger der HDL-Wert, um so größer ist das Herzinfarktrisiko. Einen wichtigen Aussagewert hat auch der Quotient aus LDL : HDL, der möglichst unter drei liegen sollte.

Zielwerte für die Behandlung von Cholesterin

	Zielwerte, wenn kein weiterer Risikofaktor vorliegt.	Zielwerte, wenn weitere Risikofaktoren vorliegen.	Zielwerte, wenn Zeichen von Arteriosklerose oder koronarer Herzkrankheit vorliegen.
Gesamtcholesterin	< 250 mg/dl	< 200 mg/dl	< 180 mg/dl
LDL-Cholesterin	< 160 mg/dl	< 130 mg/dl	< 100 mg/dl
HDL-Cholesterin	> 40 mg/dl	> 40 mg/dl	> 40 mg/dl
Triglyzeride	< 200 mg/dl	< 150 mg/dl	< 150 mg/dl

Welche Bedeutung haben die Triglyzeride und das Lipoprotein a?

Triglyzeride sind Neutralfette, die aus einem Glyzerinanteil und drei Teilen ungesättigter Fettsäuren bestehen. Es gibt viele Hinweise darauf, dass erhöhte Triglyzerinspiegel, die häufig auch mit niedrigen HDL-Werten gekoppelt sind, Ablagerungen in den Herzkranzgefäßen fördern. Wenn besonders hohe Triglyzerinwerte vorliegen, ist das meist auf eine familiäre, also ererbte Disposition zurückzuführen, die oft mit Übergewicht, Diabetes oder auch erhöhtem Alkoholkonsum verbunden ist. Die medizinisch empfohlene Höchstgrenze liegt wie beim Cholesterin bei 200 mg/dl, grenzwertig zwischen 200 und 250 mg/dl und darüber hinaus im Gefahrenbereich und bedarf ärztlicher Beobachtung.

Bezüglich eines Blutfetts namens Lipoprotein a, das erst 1963 entdeckt wurde, weisen neuere Untersuchungen darauf hin, dass es einen wichtigen Risikofaktor für den Herzinfarkt und Schlaganfall darstellt. Es ähnelt dem LDL-Cholesterin. Heute gilt als gesichert, dass deutlich erhöhte Lipoprotein-a-Werte über 30 mg/dl das Risiko erhöhen, einen Herzinfarkt zu erleiden. Die Normalwerte der meisten Menschen liegen bei 10 mg/dl. Erhöhte Werte sind genetisch bestimmt und können bisher medizinisch nicht beeinflusst werden.

Welche Rolle spielt das Homocystein?

Die schwefelhaltige Aminosäure Homocystein ist ein wichtiger Baustein des menschlichen Organismus und gilt zunehmend als ein eigenständiger Risikofaktor für Herzerkrankungen. Erhöhte Werte dieser Eiweißsubstanz fördern die Arteriosklerose und damit auch die Herzerkrankungen. Bei ca. 40 Prozent aller Herzinfarkte lassen sich amerikanischen Studien zufolge erhöhte Homocysteinwerte nachweisen. Homocystein verstärkt die Oxydation von Cholesterin und damit die gefährlichen Ablagerungsprozesse in den Blutgefäßen. Neben einer angeborenen Homocysteinanämie gibt es die erworbene, die durch einen Mangel an Vitamin B_6, B_{12} und Folsäure verursacht wird. Darunter leiden insbesondere ältere Menschen. Über eine entsprechend ausgewogene Ernährung mit viel Obst und Gemüse lässt sich der Homocysteinspiegel jedoch senken.

Risikofaktor Bluthochdruck (Hypertonie)

Warum ist zu hoher Blutdruck ein Herzinfarkt-Risiko? Die schädliche Wirkung des Bluthochdrucks für das Herz hat vor allem zwei Ursachen. Einmal muss das Herz aufgrund des erhöhten Blutdrucks in den Hauptschlagadern, in die es das Blut hineinpumpt, ständig mehr arbeiten. Diese permanente Mehrarbeit führt zu einer Zunahme der Herzmuskelmasse, wodurch wiederum ein Mehrbedarf an Sauerstoff entsteht, der ab einer gewissen Grenze nicht mehr erbracht werden kann. Zum anderen strapaziert und schädigt Bluthochdruck die Blutgefäße, weil er das Blut mit zu hohem Druck durch die Arterien pumpt. Dadurch kommt es zu Veränderungen bis hin zu kleinen Verletzungen der Gefäßwände, vor allem an den Gefäßverzweigungen. Somit werden die Voraussetzungen für die Ablagerung von Kalk und Cholesterin auch in den Koronargefäßen geschaffen.

Wann liegt ein Bluthochdruck vor?
In Deutschland haben mit etwa 20 Prozent annähernd 16 Millionen Menschen Bluthochdruck. Jeder Zweite weiß nichts davon, denn zu hoher Blutdruck ist ja nicht zu spüren. Der Blutdruck ist dann zu hoch, wenn er mehr als die Hälfte des Tages den Wert von 140/90 mmHg überschreitet. Im Bereich von 130 bis 140 mmHg für den oberen (systolischen) und 85 bis 90 mmHg für den unteren (diastolischen) Wert spricht man von grenzwertigem Bluthochdruck. Das Herzinfarktrisiko nimmt schon im Grenzbereich zu, danach steigt es steil an.

Bluthochdruck	Grenzwertiger Blutdruck	Normaler Blutdruck	Idealer Blutdruck
Über 140/90 mmHg	130–140/ 85–90 mmHg	unter 130/85 mmHg	120/80 mmHg
Regelmäßige Messungen und ärztliche Behandlung erforderlich	Regelmäßige Kontrollen und ärztliche Beobachtung erforderlich	Jährliche Blutdruckkontrollen sinnvoll	Kein Risiko für Herz-Kreislauf-Erkrankungen

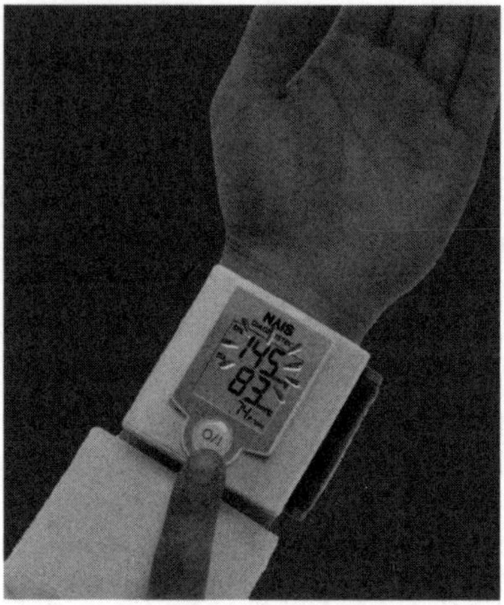

Herzpatienten sollten täglich ihren Blutdruck kontrollieren. Beim NAIS-Blutdruckmessgerät EW 3000 zeigt ein Blinken an, dass die Werte zu hoch sind.

Was sind die Hauptursachen des Bluthochdrucks?
Etwa fünf Prozent der Erkrankten weisen Nieren-, Schilddrüsen- oder bestimmte Stoffwechselprobleme auf. Dabei handelt es sich um einen so genannten sekundären Bluthochdruck. Bei 95 Prozent der Hypertoniker aber liegt ein so genannter primärer Bluthochdruck vor, der auch als essenzielle Hypertonie bezeichnet wird. Ursachen dafür sind noch nicht bekannt. Es wird jedoch eine Mischung von vererbter Anlage und äußeren schädigenden Faktoren vermutet. Im Einzelnen sind es vor allem chronischer Stress, Rauchen, zu reichlicher Kochsalzverbrauch, falsche Ernährung verbunden mit Übergewicht, übermäßigem Alkoholkonsum und vor allem auch Bewegungsmangel. Weil wir aber die uns durch die Eltern mitgegebene Anlage nicht ändern können, kommt es darauf an, den Bluthochdruck durch eine Veränderung der Lebensbedingungen positiv zu beeinflussen.

An erster Stelle stehen dabei der Abbau des Übergewichts durch vernünftiges Essen und regelmäßiges Sporttreiben, denn bei jedem Kilogramm, das Sie abnehmen, senken Sie Ihren Blutdruck um 1 mmHg, also bei dem Abbau von zehn Kilogramm Übergewicht errreichen Sie eine Absenkung von 140/90 mmHg auf 130/80 mmHg! Auch das Aufgeben des Rauchens, Stressabbau und eine Einschränkung des Alkoholkomsums sind unerlässlich für die Verminderung eines Bluthochdrucks.

Warum ist hoher Salzkonsum eine häufige Ursache für Bluthochdruck?
Den Zusammenhang zwischen Kochsalzkonsum und Bluthochdruck kennt man schon seit Jahrhunderten. Kochsalz (= Natriumchlorid) besteht aus 40 Prozent Natrium und 60 Prozent Chlorid. Das Natrium ist, im Übermaß genossen, eine der Hauptursachen

für den Bluthochdruck, denn es führt zu einer Vermehrung des im Kreislauf befindlichen Blutes. Dadurch wird das Herz zu einer Mehrarbeit gezwungen, und der Blutdruck steigt. Hinzu kommt, dass sich das Natrium an den Gefäßwänden ablagert und damit den Strömungswiderstand in den Blutgefäßen erhöht.

Obgleich unser Organismus weitgehend auf Salz verzichten könnte und mit fünf Gramm pro Tag reichlich versorgt wäre, verzehren wir pro Tag durchschnittlich 12 bis 15 Gramm und mehr. In vielen Lebensmitteln ist auch Kochsalz versteckt, insbesondere in den Fertiggerichten. Allerdings gibt es auf Salz wohl unempfindliche Menschen, bei denen selbst salzreiches Essen keinen Blutdruckanstieg zur Folge hat. Durch Kochsalzeinschränkung können Sie Ihren Blutdruck um mindestens 5 mmHg senken. Erst wenn die Veränderung des Lebensstils nicht mehr reicht, sollte der Arzt Medikamente einsetzen.

Risikofaktor Übergewicht

Warum ist Übergewicht ein Infarktrisiko? Mit dem Übergewicht ist es eigentlich ganz einfach. Übersteigt die aufgenommene Kalorienmenge den Energiebedarf, dann entsteht Übergewicht. Der Körper speichert die überschüssigen Kalorien als Körperfett. In Deutschland leiden 30 bis 40 Prozent der Bevölkerung an Übergewicht, das hauptsächlich auf zu viel und falsches Essen sowie mangelnde Bewegung zurückzuführen ist. Übergewicht bzw. Fettsucht (Adipositas) allein ist eigentlich noch kein Risikofaktor für einen Herzinfarkt. Entscheidend ist jedoch, das 90 Prozent aller Übergewichtigen noch andere Herzinfarkt-Risikofaktoren, wie erhöhte Blutfettwerte, Diabetes, Bluthochdruck und Bewegungsmangel aufweisen.

Wie wird Übergewicht festgestellt?

Übergewicht entsteht in den allermeisten Fällen durch eine erhöhte Kalorienzufuhr und ist eine Folge des Ungleichgewichts von Energieaufnahme und Energieverbrauch. Wir essen zu viel, zu fett und bewegen uns zu wenig.

Zur Bestimmung des Übergewichts gibt es zwei Messmöglichkeiten. Beim Broca-Index nach dem französischen Arzt Paul Broca ergibt die Rechnung Körpergröße in Zentimeter minus 100 das Normalgewicht in Kilogramm. Für das Idealgewicht werden bei Frauen 15 Prozent und bei Männern 12 Prozent abgezogen. Da aber bei diesem Messverfahren kleine Menschen zu oft und große zu selten als übergewichtig eingestuft wurden, wird heute das Übergewicht mit dem amerikanischen Body-Mass-Index (BMI) bestimmt: Gewicht in Kilogramm geteilt durch das Quadrat der Körpergröße in Meter.

Klassifikation des Körpergewichts nach BMI

Beispiel für Berechnung des BMI bei einem Körpergewicht von 83 kg und einer Körperlänge von 1,82 m:

$$83 : (1{,}82)^2 = 25.$$

Gewichtsklassifikation	BMI
Normalgewicht	18,5–25
Übergewicht	25–30
Adipositas Grad I	30–35
Adipositas Grad II	35–40
Adipositas Grad III	>40

Auch die Fettverteilung zählt

In Deutschland haben etwa 50 Prozent der Erwachsenen einen BMI von >25, etwa 16 Prozent einen BMI von >30 und etwa 1 Prozent einen BMI >40. Ab einem BMI >25 steigt das Risiko eines Herzinfarkts ganz erheblich an, weil im Gefolge des Übergewichts häufig die Cholesterinwerte ansteigen, Bluthochdruck entsteht und auch die Zuckerwerte erhöht sind.

Beim Übergewicht spielt auch die Fettverteilung im Körper eine wichtige Rolle. Eine große Gefährdung stellen die Fettansammlungen bzw. Fettdepots im Bauch dar. Die bei Männern vorherrschende und als „Apfelform“ bezeichnete androide Fettverlagerung im Bauchbereich ist dabei ungünstiger als die meist bei Frauen anzutreffende „birnenförmige“ oberschenkelbetonte gynoide Fettverteilung. Die Messung des Taillenumfangs bietet einen guten Anhalt: Erhöhtes gesundheitliches Risiko: >94 cm bei Männern und >80 cm bei Frauen, deutlich erhöhtes Risiko: >102 cm bei Männern und >88 cm bei Frauen.

Auf welche Weise fördert Übergewicht das Herzinfarkt-Risiko besonders extrem?

Die Arteriosklerose, Hauptursache für den Herzinfarkt, ist bei 50 Prozent aller Übergewichtigen nachweisbar. Der Blutdruck steigt proportional zum Körpergewicht, Übergewichtige haben deshalb meist auch Bluthochdruck. Bei etwa 30 Prozent aller Fettleibigen sind Durchblutungsstörungen der Herzkranzgefäße vorhanden. Es kommt hinzu, das vier von fünf Zuckerkranken zu viel Gewicht haben. Schließlich ist bei Fettleibigkeit das Risiko verdoppelt, einen Schlaganfall zu erleiden.

Das Herzinfarktrisiko erhöht sich jedenfalls dramatisch, wenn im Gefolge des Übergewichts noch die folgenden Faktoren hinzukommen: Bluthochdruck, Diabetes und zu hohe Cholesterinwerte. In diesem Zusammenhang spricht man auch vom tödlichen Quartett oder dem metabolischen Syndrom.

Risikofaktor Zuckerkrankheit (Diabetes mellitus)

Zuckerkrankheit ist eine Stoffwechselerkrankung, die zu erhöhten Zuckerwerten führt. In Deutschland sind ungefähr vier bis fünf Millionen Menschen wegen einer Zuckerkrankheit (lat. Diabetes mellitus = honigsüßer Durchfluss) in ärztlicher Behandlung, während nach Schätzungen etwa noch einmal so viele zuckerkrank sind, ohne es zu wissen. Es gibt eine vererbte Form, den Typ I, mit absolutem Insulinmangel bereits in jungem Alter, von der in Deutschland derzeit etwa 25000 Kinder bis zu 19 Jahren betroffen sind. Das ganze Leben lang muss Insulin zugeführt werden. Die erworbene Form, der so genannte Altersdiabetes oder Typ II, kennzeichnet ein relativer Insulinmangel. Dieser entsteht durch Übergewicht, Bewegungsmangel und eine gewisse genetische Disposition. 95 Prozent der Zuckerkranken leiden am Typ II. Durch entsprechende Ernährungsumstellung und ausreichend Bewegung ist Typ II oft heilbar. Sowohl Typ I wie Typ II sind wichtige Risikofaktoren für Herz-Kreislauf-Krankheiten.

Bei beiden Diabetes-Formen kommt es früher als bei Gesunden zur Arteriosklerose und meist zu einem erhöhten Blutdruck. Bei jedem zweiten Zuckerkranken entsteht eine koronare Herzkrankheit, mehr als 75 Prozent der zuckerkranken Patienten sterben am Herzinfarkt und Schlaganfall. Die zu hohen Blutzucker- und Insulinwerte schädigen die Innenschicht der Blutgefäße durch Verschlechterung der Fließeigenschaften des Blutes und Beeinträchtigung des Sauerstoffaustausches in den Kapillaren. Im Verein mit den Fettstoffwechselstörungen, die bei den meisten Diabetikern vorliegen, wird die Einlagerung von Fett- und Kalksubstanzen gefördert.

Männer mit Diabetes Typ II erleiden viermal häufiger einen Herzinfarkt als Männer ohne Diabetes, während sich bei Frauen mit Zuckerkrankheit die Infarkthäufigkeit sogar um das Sechsfache erhöht.

Wie kommt es zu einer Zuckerkrankheit?

Der Zuckerspiegel im Blut wird durch das Insulin geregelt, ein von der Bauchspeicheldrüse produziertes Hormon. Es wandelt Zucker in Fett um und setzt das Signal, den Blutzucker in die Zellen der Muskulatur einzuschleusen. Hat die Zelle zu wenig Zucker, gibt sie Signale. Die Leber setzt daraufhin mehr Zucker frei, und die Bauchspeicheldrüse stellt mehr Insulin her. Wenn aber die Leber und Muskelzellen so wenig Zucker aus dem Blut entnehmen, dass das von der Bauchspeicheldrüse vermehrt produzierte Insulin zum Zuckerabbau nicht mehr ausreicht, steigt der Blutzuckerspiegel auf das Zwei- oder Dreifache über den Normalwert an. Diese Störung, ein Defekt der Insulinrezeptoren an Leber- und Muskelzelle, nennt man auch Insulinresistenz.

Hauptursachen dieser Störung des Stoffwechsels beim Diabetes-Typ-II: genetische Anlage, falsche Ernährung mit Übergewicht und Bewegungsmangel.

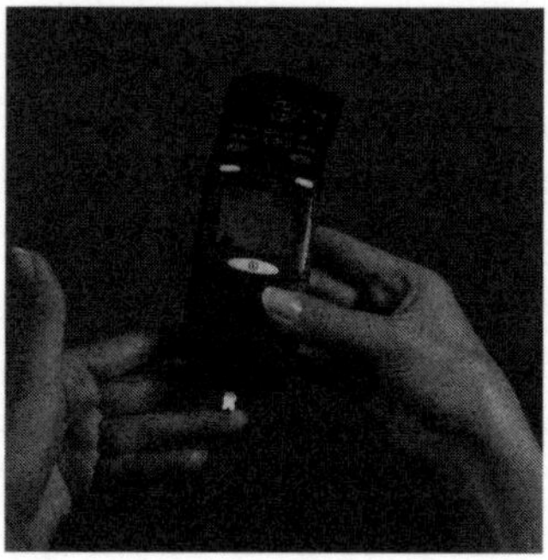

Das neue Blutzuckermessgerät der Firma Roche Diagnostics, Accu-Check-Compact, mit integrierter Teststreifentrommel, ermöglicht ein einfaches Blutzuckermessen.

Wie kann ich eine Zuckerkrankheit erkennen?
Diabetes Typ II entwickelt sich langsam und verursacht zunächst kaum Beschwerden. Heißhungerattacken, starker Durst sowie Abgeschlagenheit und Müdigkeit sind oft die ersten Anzeichen. Sich Gewissheit verschaffen kann jeder selbst leicht mit einem Harntest-Stäbchen, das es in der Apotheke gibt. Sind nämlich die Zuckerwerte bereits deutlich angestiegen, lassen sie sich im Morgenurin nachweisen, weil die Nieren den Zucker nicht mehr zurückhalten können. Fällt der Test positiv aus, sollte man zum Arzt gehen, der dann genauere Tests durchführt und gegebenenfalls eine Behandlung einleitet. Wie eine Langzeit-Studie an der Harvard-Universität zeigte, konnten 90 Prozent der Diabetiker ihre Zuckerkrankheit allein durch regelmäßige und ausreichende Bewegung und Ernährungsumstellung in den Griff bekommen. Erst wenn diese Maßnahmen nicht helfen, werden Medikamente und/oder Insulin gegeben.

Wie viel Zucker ist eigentlich gesund?
Täglich nehmen wir Zucker zu uns, entweder in raffinierter Form oder den gesünderen Fruchtzucker. Er wird abgebaut und dient als Energielieferant, er wird umgebaut und als Fett abgelagert, und der Rest zirkuliert im Blutstrom und wird mit dem Harn ausgeschieden.

Zuckerwerte

	Nüchtern	eine Stunde nach dem Essen	zwei Stunden nach dem Essen
Gesund	<100 mg/dl	<160 mg/dl	<120 mg/dl
Verdacht	100–130 mg/dl	160–220 mg/dl	120–150 mg/dl
Krank	>130 mg/dl	>220 mg/dl	>150 mg/dl

Bei einer ausgewogenen Ernährung könnten wir eigentlich ganz ohne Zucker auskommen. 100 bis 130 Gramm Raffinadezucker als täglicher Durchschnittsverbrauch der meisten Deutschen ist auf jeden Fall zu viel, erlaubt sind 30 bis 50 Gramm Zucker pro Tag, möglichst verteilt auf die einzelnen Mahlzeiten. Dabei ist der Zuckergehalt in vielen so genannten Süßigkeiten nicht allein das Problem, sondern eher die ungünstigen Fette, die z. B. auch in Diät-Schokoladen enthalten sind. Der Fettgehalt der täglichen Nahrung sollte bei maximal 30 Prozent liegen, wobei Nahrungsmittel mit ungesättigten Fettsäuren (Fisch, Nüsse, Olivenöl) sowie eine ballaststoffreiche Ernährung mit drei bis fünf Portionen Obst und Gemüse optimale Kohlenhydratlieferanten für Diabetiker sind.

Außerdem kann man den Zuckerspiegel durch regelmäßige Bewegung positiv beeinflussen, denn Muskelbewegungen verbrennen überschüssige Kalorien und Zucker; Sport und Bewegung helfen zudem bei der Gewichtsabnahme.

Wichtige Tipps für Zuckerkranke finden Sie übrigens auch im Internet: www.diabetes-stiftung.de

Risikofaktor Stress

Was ist Stress eigentlich? Das Wort Stress ist heutzutage ein Allerweltswort. Den Wenigsten ist jedoch bewusst, dass es dabei zwei Arten, nämlich einen gesunden, lebenswichtigen Eu-Stress und einen ungesunden, lebensgefährlichen Dis-Stress gibt. Ein turbulenter, anstrengender und schwieriger Tagesablauf, der einem alles abverlangte und bei dem alle Kräfte eingesetzt werden mussten, kann durchaus als positiv bezeichnet werden, wenn die Fähigkeit besteht, am Abend abzuschalten und alles hinter sich zu lassen. Negativ wird er dann, wenn Probleme und Spannungen in einem weiterbohren und die stressige Anspannung selbst im Schlaf noch weiter wirkt.

Stress ist die Reaktion des Organismus auf innere und/oder äußere Reizfaktoren. Stressauslösend können äußere Lebensumstände sein, wie Gefahrensituationen oder berufliche Spannungen, und innere Faktoren, wie persönliche Probleme oder familiäre Konflikte.

Jeder Mensch braucht ein gewisses Maß an Stress, der Körper und Geist stimuliert. Unser Organismus reagiert auf die Stressreize aus der Umwelt mit einem noch aus der Urzeit stammenden stets gleich ablaufenden Mechanismus des Körpers. Mit der psychisch-physischen Anspannung, die mit Puls- und Blutdruckerhöhung, Steigerung der Atemfrequenz, Zunahme der Blutgerinnungsfähigkeit und vermehrter Ausscheidung von Hormonen einhergeht, macht sich der Körper fit, einer drohenden Gefahr zu begegnen.

Als welcher Typ reagieren Sie auf Stress?

A-Typ	B-Typ
Wettkampforientiert, im Sport, aber auch allgemein	Nicht wettkampforientiert, weder beim Sport noch geschäftlich
Energisch, zupackend	Zurückhaltend, locker
Erledigt Aufgaben sehr schnell	Arbeitet langsam und methodisch
Will beruflich und gesellschaftlich unbedingt vorankommen	Ist mit seiner momentanen Position zufrieden
Begierig nach öffentlicher Anerkennung	Hat kein Bedürfnis nach Ruhm oder öffentlicher Anerkennung
Ist schnell aufgebracht	Ist schwer aus der Ruhe zu bringen
Wird unruhig beim Nichtstun	Genießt Zeiten des Nichtstuns
Spricht schnell und explosiv	Spricht langsam
Blüht auf, wenn er mit mehreren Aufgaben gleichzeitig befasst ist	Gibt sich mit seiner Sache zufrieden
Bewegt sich, läuft und isst schnell	Bewegt sich ohne Eile, läuft und isst nicht schnell
Ist bei Verspätungen verärgert und ungeduldig	Macht sich aus Verspätungen nicht viel
Lebt sehr zeitbewusst, liebt feste Termine	Ist nicht sehr zeitbewusst, vernachlässigt auch feste Termine

Wer feststellt, dass für ihn die Hälfte oder mehr der unter A aufgelisteten Punkte zutrifft, ist ein A-Typ und hat ein dreifach höheres Infarktrisiko. Der B-Typ ist gegen Stress relativ immun.

Was sind typische Stress-Situationen?
Ganz allgemein entstehen Stress-Situationen dann, wenn Wunsch und Wirklichkeit, Phantasie und Realität weit auseinanderklaffen. Stress wird nicht durch zu viel Arbeit oder Belastung verursacht, sondern durch die Art des Umgangs mit diesen Belastungen und deren Bewertung. Wenn keinerlei Divergenzen zwischen der tatsächlichen Umwelterfahrung und den eigenen Wunschvorstellungen bestehen, gibt es auch keinen Stress.

Die Hauptquelle des Stresses seelisch-psychischer Natur sprudelt durch Konflikte und Spannungen in der Familie, Ehe, Beruf und Einkommen. Der Herzinfarkt ist oft auch eine psychosoziale Krankheit, die durch chronischen Stress entsteht. Experten schätzen, dass in Deutschland bis zu 10000 Herzinfarkte pro Jahr allein durch weniger Stress am Arbeitsplatz verhindert werden könnten, denn psychische Belastungen im beruflichen Alltag, Ängste, den Arbeitsplatz zu verlieren und wirtschaftlicher Druck führen häufig zu schädlichem chronischem Stress.

In den Beziehungen zwischen Person und Umwelt gibt es eine Fülle von so genannten Stressfallen. Missverständnisse, unrealistische Erwartungen, Minderwertigkeitsgefühle, emotionale Spannungen in der Familie, Konflikte im Beruf, Zukunftsängste und vieles mehr.

Die meisten dieser Stressfaktoren lassen sich auf einige Grundverhaltensmuster zurückführen, die eine Einteilung der Menschen in den A-Typ mit dreifach höherem Infarktrisiko und den B-Typ vorsieht. Zu welcher Kategorie man gehört, kann der nebenstehenden Tabelle des Buches entnommen werden. Aber man ist diesen Stressfaktoren nicht ausgeliefert, man kann sie abbauen.

Wieso führt Stress zum Herzinfarkt?
Was auch der stressauslösende Anlass sein mag, unser Organismus reagiert immer mit dem gleichen Grundmuster „Kampf-oder-Flucht“. Dabei laufen folgende Prozesse ab: Im Hypothalamus des Gehirns wird Gefahr registriert, und sofort werden Gegenmaßnahmen eingeleitet. Die Muskeln spannen sich an, und die Hypophyse (Hirnanhangsdrüse) regt die Nebennieren zu einer verstärkten Ausschüttung der Stresshormone Adrenalin und Noradrenalin an. Dadurch kommt es zu erhöhtem Sauerstoffbedarf und als Folge zu einer gesteigerten Aktivität des Herzens sowie erhöhtem Blutdruck. Die Cholesterinwerte steigen, und gleichzeitig verengen sich die Blutgefäße. Bei einer Vorschädigung kann es allein dadurch bereits zu einem akuten Infarkt kommen.

Deshalb sollten sich insbesondere die Menschen mit den Verhaltensmustern des A-Typs Entspannungsmethoden aneignen, aber auch der regelmäßige und richtig dosierte Ausdauersport ist ein hervorragendes Mittel gegen Stress!

Was ist bei Frauen bezüglich Herzinfarkt anders?

Immer noch herrscht die Meinung vor, Herzinfarkt sei eine Sache der Männer. Dabei wissen wir inzwischen aus vielen wissenschaftlichen Studien, dass Frauen genauso vom Herzinfarkt bedroht sind wie Männer und ebenso häufig daran sterben. Das wird durch die Statistik belegt, wonach in Deutschland für 55 Prozent der Frauen eine Herz-Kreislauf-Krankheit die häufigste Todesursache ist. Das Vorurteil, dass Herzinfarkte eine Männersache seien, entstand durch die Tatsache, dass Frauen bis zur Menopause, also bis zum Eintritt in die Wechseljahre, aufgrund ihrer Östrogene besser vor einem Infarkt geschützt sind.

Diese natürlichen Hormone stellen nämlich insofern eine Art Gefäßschutz dar, als sie sich in die Herzkranzarterien einlagern und arteriosklerotischen Gefäßverengungen entgegenwirken. Zwar sind Frauen deshalb bis zu einem Alter von etwa 50 Jahren – der durchschnittliche Beginn der Menopause – aufgrund ihrer natürlichen Hormonsituation besser vor einem Infarkt geschützt, danach aber holen sie leider kräftig auf. Man weiß heute, dass es oft vor allem während oder kurz nach der Menstruation zu Herzinfarkten kommt, weil während dieses Abschnitts im Zyklus das Sexualhormon Östrogen in niedrigerer Konzentration im Blut zirkuliert. Die Frauen müssen deshalb ärztlicherseits besser aufgeklärt werden.

Warum sind immer mehr Frauen vom Infarkt bedroht?
Insgesamt starben 1999 mehr als 223 000 Frauen an einer Herz-Kreislauf-Erkrankung gegenüber 183 000 Männern. Während die Zahl der Infarkte bei Männern zwischen 50 und 65 Jahren in den vergangenen fünf Jahren um rund 15 Prozent zurückging, stieg sie dagegen bei Frauen um 18 Prozent an! Im 60. Lebensjahr ist die Herzinfarkthäufigkeit bei Frauen so hoch wie bei Männern im typischen Infarktalter um 50. Danach steigt sie bei den Frauen sprunghaft an. Diese alarmierende Entwicklung hat zwei Hauptursachen. Einerseits ist die Lebenserwartung der Frauen mit derzeit durchschnittlich 80 Jahren sehr stark angestiegen, zum anderen hat sich der Lebensstil der Frauen geändert: Immer mehr junge Frauen rauchen, nehmen bereits sehr früh die Pille zur Schwangerschaftsverhütung, ernähren sich falsch und bewegen sich zu wenig. Hinzu kommt häufig noch der Stress durch Doppelbelastung mit Haushalt und Beruf. Bei dieser Häufung von Risikofaktoren erleiden auch immer häufiger junge Frauen einen Herzinfarkt oder Schlaganfall.

Wie wirken die Östrogene der Frauen als Herzschutz?
Die weiblichen Sexualhormone (Östrogene) sorgen dafür, dass das günstige Cholesterin HDL im Blut ansteigt und das schädliche LDL sinkt. Dadurch werden bei Frauen

Kalk- und Fettablagerungen in den Herzkranzgefäßen verhindert, und es kommt zu keinen bedrohlichen Gefäßverengungen. Dieser natürliche Schutzmechanismus der Östrogene, der auch gegen Osteoporose wirkt, wird jedoch zunehmend von jüngeren Frauen außer Kraft gesetzt. Eine Hauptgefahr ist dabei die Antibabypille. Die künstlichen Hormone dieses Verhütungsmittels wirken genau gegensätzlich zu den natürlichen Hormonen, die der Körper selbst herstellt. Sie senken das positive HDL-Cholesterin, erhöhen das schädliche LDL-Cholesterin und fördern damit Thrombosen (Blutgerinnsel) und Embolien und so auch den Herzinfarkt. Außerdem haben sie einen ungünstigen Einfluss auf die Blutgerinnung, die für die spontane Auflösung von Blutpropfen in den Blutgefäßen verantwortlich ist.

Warum ist die Kombination Pille und Rauchen besonders gefährlich?
Bei Frauen beschleunigt das Rauchen den Östrogenabbau und schwächt den von Natur aus bestehenden hormonellen Schutz gegen Herzinfarkt vor der Menopause ganz extrem. Jüngere Frauen, die von Jugend an rauchen, haben gegenüber Nichtraucherinnen deshalb sogar ein höheres Herzinfarkt-Risiko als Männer: 250 Prozent gegenüber 140 Prozent. Durch die Kombination von Pille und Rauchen wird das Infarktrisiko deshalb erhöht, weil das Nikotin im Zigarettenrauch die schädlichen Eigenschaften der synthetischen Pillenhormone potenziert. Die Gerinnungseigenschaften des Blutes verschlechtern sich, die Blutplättchen (Thrombozyten) bleiben vermehrt an der Gefäßwand haften und verklumpen miteinander. In relativ kurzer Zeit entsteht ein Gerinnsel, und es kommt häufig ohne Vorwarnung zu einem Infarkt. Das gilt vor allem für Frauen ab dem 35. Lebensjahr, wenn noch andere Risikofaktoren wie Übergewicht, Zuckerkrankheit, Bluthochdruck und erhöhte Blutfettwerte hinzukommen.

Nehmen Frauen Warnzeichen eines Herzinfarktes anders wahr?
Ein typischer Fall: Einer 39-jährigen Frau wird bei einem Spaziergang auf einmal so schlecht, dass sie nicht mehr weitergehen kann und sich auf eine Parkbank setzen muss. Die Übelkeit, Atemnot und Schmerzen in der Brust sind aber nach einer Viertelstunde wieder vorbei, weshalb die junge Frau an einen allgemeinen Schwächezustand, verbunden mit einer Magen-Darm-Verstimmung denkt und den Vorfall schnell wieder vergisst. Bei einer ärztlichen Routineuntersuchung erzählt sie zufällig von diesem Ereignis, und der aufmerksame Arzt stellt fest, dass ein kleiner Herzinfarkt stattgefunden hatte.

Typisch ist dieser Fall aus mehreren Gründen. Die Frau war Raucherin – 67 Prozent der Frauen mit einem Infarkt unter dem 40. Lebensjahr rauchten –, nahm die Antibabypille und musste auf Nachfragen des Arztes einräumen, dass in ihrer Familie bereits Herz-Kreislauf-Erkrankungen aufgetreten waren. Bei dieser Risikofaktorenhäufung war der natürliche Herzschutz durch die Östrogene aufgehoben. Die Frau dachte bezeichnenderweise niemals an einen Herzinfarkt, trotz der typischen Anzeichen.

Frauen denken auch bei typischen Infarkt-Warnzeichen immer noch zu wenig an einen drohenden Herzinfarkt, sind leidensfähiger als Männer, und ihre Symptome sind eben auch oft anders als bei Männern.

Warum sind ältere Frauen besonders gefährdet?
Die falsche Einschätzung bzw. das Nichterkennen typischer Infarkt-Vorwarnzeichen gilt noch mehr für ältere Frauen, die schon aufgrund ihres höheren Alters mehr andere Krankheiten haben und deshalb zuerst auf Magen-, Darm- oder Wirbelsäulenprobleme tippen. Deshalb warten Frauen auch viel länger, bis sie einen Krankenwagen rufen, und verlieren dadurch wertvolle Zeit. Jede dritte Frau über 65 mit einem Herzinfarkt stirbt, bevor sie die Klinik erreicht. Ältere Frauen sind oft verwitwet, leben häufig allein, haben auch eine andere, eher passive Einstellung gegenüber Schmerzen und sind meist über die Ursachen und Entstehung eines Herzinfarktes weniger informiert als Männer.

Ob nach den Wechseljahren kurzfristig, d. h. für einige Monate, künstliche Hormone eingenommen werden sollten, muss durch den Arzt in jedem Einzelfall individuell abgeklärt werden. Immerhin schlucken derzeit in Deutschland ca. 4,6 Millionen Frauen über 45 Jahre Hormone! Neuere umfangreiche Studien aus den USA und Großbritannien sprechen aber gegen eine Langzeitbehandlung mit Hormonen über viele Jahre hinweg.

Frauenärzte versuchen jedoch immer noch, ihre Patientinnen zu überzeugen, einer eventuellen kurzzeitigen Hormon-Ersatztherapie auch nach Abklingen der Schmerzen treu zu bleiben. Hauptargument: Schutz vor einem Herzinfarkt und vor Osteoporose. Nach Ansicht der amerikanischen Herzgesellschaft (AHA) ist das aber nicht mehr vertretbar, denn es erfolgt weder ein Schutz vor Herzinfarkt noch vor der Osteoporose, während im Gegenteil das Risiko für Brustkrebs ansteigt.

Wie ist die Situation bei Frauen nach einem Herzinfarkt?
Für Frauen und Männer bestehen nach einem Infarkt grundsätzlich ähnlich gute Rehabilitationschancen. Dementsprechend gelten für beide Geschlechter dieselben Empfehlungen zur Überwindung des Infarktes. Allerdings fällt es Frauen in der Regel immer noch schwerer, an einem Rehabilitationsprogramm in einer Klinik teilzunehmen, weil insbesondere Hausfrauen häufig glauben, die Familie nicht allein lassen zu können. So sind nach einem Infarkt nur zehn Prozent der Patienten in den Reha-Kliniken Frauen, während 50 Prozent der Männer Reha-Kliniken aufsuchen.

Und die Zahl der Frauen, denen nach einem akuten Herzinfarkt die Gefäße durch einen Ballonkatheter aufgedehnt werden, ist ca. 30 Prozent niedriger als bei Männern. Für eine erfolgreiche Überwindung des Herzinfarktes ist es aber unerlässlich, den eigenen Lebensstil und das persönliche Gesundheitsverhalten zu verändern und neue Verhaltensformen einzuüben. Dies gelingt viel eher in einer Reha-Klinik mit einer Gruppe von Gleichgesinnten und entsprechenden Programmen, bei denen Ärzte, Psychologen, Bewegungstherapeuten und Ernährungsberater begleitend mitwirken.

Für jüngere Frauen ist es unbedingt wichtig, dass die Pille sofort abgesetzt und gegebenenfalls mit dem Rauchen aufgehört wird. Die Methode der Schwangerschaftsverhütung muss neu überdacht werden, weil die Zufuhr synthetischer Hormone die Gefahr eines erneuten Infarkts stark erhöht. Das gilt vor allem für Frauen, die noch weitere Risikofaktoren wie Bluthochdruck, Diabetes oder erhöhte Blutfettwerte haben. In dieser Situation sollten zusammen mit dem Lebenspartner andere Formen der Verhütung gesucht werden. Wenn in oder nach der Menopause bereits einmal ein Infarkt eingetreten ist, muss ärztlicherseits im Einzelfall geklärt werden, ob eine Therapie mit künstlichen Hormonen kurzfristig als notwendig erscheint.

Was Frauen besonders beachten sollten

- Frauen, die nicht rauchen und keine Antibabypille nehmen, haben bis zur Menopause durch ihre natürlichen Östrogene einen besonderen Herzgefäßschutz, über den Männer nicht verfügen.
- Immer mehr junge Frauen erleiden einen Herzinfarkt oder Schlaganfall, weil die Kombination von Rauchen und Pille das Herzinfarktrisiko eminent erhöht.
- Noch gravierender ist dieses Risiko, wenn Herzinfarkte oder Schlaganfälle in der Familie aufgetreten sind und/oder andere Risikofaktoren hinzukommen.
- Daher gilt die Regel, dass Frauen, die älter als 35 sind, rauchen und mit der Pille verhüten, zu anderen Verhütungsmitteln greifen und mit dem Rauchen aufhören sollten.
- Nach den Wechseljahren schreitet bei Frauen die Arteriosklerose um so rascher voran, sodass das Infarktrisiko spätestens mit 60 so hoch ist wie bei Männern.
- Ältere Frauen haben oft mehr Risikofaktoren. Vor allem Übergewicht, Zuckerkrankheit und Bluthochdruck sind bei diesen Patientinnen häufig anzutreffen. Hinzu kommen oft noch rheumatische Beschwerden oder Osteoporose.
- Die Rehabilitationschancen nach einem Infarkt sind bei Frauen und Männern grundsätzlich gleich positiv. Allerdings fällt es Frauen aufgrund von Ängsten, Hemmungen und vor allem familiären Belastungen viel schwerer, an den Rehabilitationsprogrammen in den entsprechenden Reha-Kliniken teilzunehmen.

Wie wird ein Herzinfarkt behandelt?

Je früher die Behandlung einsetzt, desto größer sind die Heilungs- und Überlebensaussichten bei einem Herzinfarkt. Rasches Handeln im akuten Stadium am Notfallort und in der Klinik kann den Schaden durch den Infarkt häufig begrenzen.

Wie groß der Schaden am Herzmuskel letztendlich ist, wird während des folgenden Krankenhausaufenthaltes nach Stabilisierung von Herz und Kreislauf mit verschiedenen Untersuchungsmethoden festgestellt. Je nach Befund stehen Maßnahmen wie Bypassoperation, Ballondilatationen mit und ohne Stent sowie die regelmäßige Einnahme von Medikamenten zur Verfügung, um die Blutversorgung des Herzmuskels wieder zu verbessern.

Wichtig ist es vor allem, einen neuen Lebensstil zu lernen mit gesunder Ernährung, regelmäßigem, angepasstem Bewegungstraining, Üben von Stressbewältigungstechniken, Vermeiden von Risikofaktoren wie Rauchen sowie Informationen zur notwendigen Dauermedikation. In einer Anschlussheilbehandlung in der Reha-Klinik erfahren Sie alle diese Dinge, können sich erholen und fit machen für Ihr neues Leben nach dem Infarkt.

Wie sieht die Versorgung am Notfallort aus?

Halten typische Anzeichen eines Herzinfarktes, starke Schmerzen hinter dem Brustbein mit Ausstrahlung in Nachbarregionen, länger als 15 Minuten an, ist schnelle Hilfe lebenswichtig.

Die Zeit, bis der sofort zu rufende Arzt oder Notarzt eintrifft, sollte von Angehörigen genutzt werden, den Patienten zu beruhigen. Beengende Kleidung wie Gürtel oder Krawatte sollte geöffnet, eine Zahnprothese entfernt und eine bequeme Lage eingenommen werden. Falls vorhanden, können zwei Nitro-Kapseln zerbissen oder zwei Sprühstöße Nitrospray in den Mund gegeben werden. Außerdem empfiehlt sich die Gabe einer Aspirintablette.

Verliert der Patient das Bewusstsein, atmet er nicht mehr, fühlt man keinen Puls an der Halsschlagader, müssen sofort Wiederbelebungsmaßnahmen bis zum Eintreffen von fachlicher Hilfe ergriffen werden. Generell sollte man sich merken: Bei Verdacht auf Herzinfarkt Ruhe bewahren, rechtzeitig den Arzt rufen und den Kranken auf keinen Fall allein lassen!

Was muss man bei den Wiederbelebungsmaßnahmen tun?
Der Betroffene wird in Rückenlage am besten auf den harten Fußboden gelegt. Durch einen starken Faustschlag auf das untere elastische Drittel des Brustbeins wird die Herzmassage eingeleitet. Tut sich nichts, wird der Kopf nach hinten überstreckt und per Mund-zu-Nase-Beatmung dreimal tief Sauerstoff in den Brustkorb geblasen, sodass dieser sich sichtbar hebt und senkt. Dann wird mit übereinandergelegten Handballen und dem ganzen Gewicht des Helfers das Brustbein in einem schnellen Rhythmus von 60- bis 90-mal pro Minute, etwa vier bis fünf Zentimeter nach unten gedrückt. Ist der Helfer allein, erfolgen nach 15 Herzmassagen wieder zwei Einblasungen; stehen zwei Helfer zur Verfügung, wird jeweils nach fünf Herzmassagen einmal beatmet. Die Maßnahmen müssen ununterbrochen weitergeführt werden bis entweder der Patient wieder sein Bewusstsein erlangt oder der eingetroffene Arzt und sein Team die Reanimation übernehmen. Besuchen Sie Kurse für Wiederbelebung, dann können Sie im Notfall helfen. Keine Angst, es gilt nur Minuten zu überbrücken, bis der Arzt kommt.

Warum muss der Patient schnell ins Krankenhaus?
„Zeit ist Leben“ heißt das Motto. Leider sterben jährlich Tausende von Infarktpatienten, weil sie sich nicht rasch genug in ärztliche Behandlung begeben. Jeder Infarkt kann zu schweren, lebensbedrohlichen Unregelmäßigkeiten des Herzschlags führen. Bei so einem „elektrischen Kurzschluss“ des Herzens hilft nur ein kontrollierter Stromstoß von außen, die so genannte Defibrillation, um den Puls wieder zu normalisieren. Auch die Chancen für die Beseitigung des Gerinnsels und damit den Erhalt von möglichst viel Herzmuskelgewebe schwinden rasch. Nur in den ersten sechs Stunden nach dem Infarkt gibt es gute Chancen, durch eine „Lyse-Therapie“ oder mittels Herzkatheter das Gerinnsel zu beseitigen und den Schaden zu begrenzen.

Wie erfolgt die Akutversorgung in der Klinik?

Im Krankenhaus wird zunächst die Diagnose Herzinfarkt bestätigt. Es wird nach dem Auftreten, der Art und der Schwere der Schmerzen gefragt. Auch Angaben zu früheren Herzproblemen oder Infarkten sind wichtig. Schmerzcharakter, Blutwerte und EKG sichern die Diagnose und erlauben die richtige Therapie.

Im Blut findet man hohe Konzentrationen von Herzmuskelbestandteilen wie Enzymen und Eiweißbausteinen. Sie werden aus geschädigten Herzzellen in das Blut abgegeben. Im EKG führt ein Herzinfarkt zu einer typischen Veränderung der abgeleiteten Herzstromkurve.

Die Patienten erhalten bei ihrer Einlieferung sofort Medikamente und Infusionen gegen die Schmerzen und die Angst. Dies macht sie auch müde. Je nach Bedarf werden weitere Mittel zur Stabilisierung des Kreislaufs und zur Entlastung des Herzens eingesetzt. Sauerstoffgabe hilft gegen die Atemnot.

Je nach Befundlage wird dann so rasch wie möglich eine „Lyse -Therapie" oder eine Herzkatheteruntersuchung eingeleitet mit dem Ziel, das betroffene Herzkranzgefäß wieder durchgängig zu machen.

Was ist eine „Lyse-Therapie"?

Durch Infusion oder Spritzen spezieller Medikamente, so genannter Thrombolytika, kann man in vielen Fällen frische Blutgerinnsel (Thromben) wieder auflösen (lysieren). Es handelt sich um Substanzen, die in gleicher oder ähnlicher Form im Blut vorkommen. Nur werden sie jetzt in viel höherer Konzentration gegeben. Je früher die Lyse-Therapie beginnt, desto größer ist ihre Wirkung.

Nach sechs bis acht Stunden ohne Durchblutung ist das Herzmuskelgewebe meist so geschädigt, dass es sich nicht mehr erholt. Und auch die Gerinnsel sind nach einigen Stunden so fest mit der Gefäßwand verbacken, dass sie sich immer schlechter beseitigen lassen. Rechtzeitiger Einsatz der Lyse-Therapie kann die Sterberate von Herzinfarktpatienten halbieren!

Die hochwirksamen Thrombolytika sind nicht ganz ungefährlich. Sie lösen nicht nur gezielt das Gerinnsel im Herzkranzgefäß auf, sondern auch alle anderen Gerinnsel in allen Blutgefäßen des Körpers, die dort gerade sinnvollerweise einen Gefäßschaden abdichten. Daher darf z. B. bei Patienten mit frischen Magengeschwüren, mit einer Operation in den letzten Wochen oder mit einem Schlaganfall in den letzten Monaten keine Lyse-Therapie durchgeführt werden. Hier können sonst lebensgefährliche Blutungen provoziert werden.

Gerinnselentfernung durch Herzkatheter

In Herzzentren bietet sich als Alternative zur Lyse-Therapie die sofortigen Herzkatheteruntersuchung an. Dabei kann das Gerinnsel lokalisiert und meistens durch „stochern" mit einem hauchdünnen Draht beseitigt werden. Falls es sinnvoll erscheint, führt man gleich die Ballondilatation von Engstellen an den Herzkranzgefäßen durch (siehe Seite 60ff.).

Sind weder eine Lyse-Therapie noch ein Herzkatheter möglich oder angebracht, erhalten die Patienten Mittel, die die Gerinnungsbildung hemmen. Damit wird ein Wachstum des vorhandenen Gerinnsels verhindert, und der Schaden am Herzen so auf jeden Fall begrenzt.

Warum kommt man auf die Intensivstation?

Eine Intensivstation erzeugt häufig große Angstgefühle. Viele Apparate, viel Technik und unbekannte Geräusche vermitteln das Gefühl von Hilflosigkeit und Ausgeliefertsein. Aber: Die Überwachung auf der Intensivstation erlaubt rasche Erkennung und Behandlung lebensbedrohlicher Komplikationen!

Auf der Intensivstation arbeiten hoch qualifizierte Ärzte und spezialisierte Pflegekräfte. Sie sind rund um die Uhr für ihre Patienten da und haben auch Zeit für deren Nöte und Ängste.

In den ersten Tagen nach dem Ereignis entwickeln Patienten mit Herzinfarkt nicht selten in Sekunden lebensbedrohliche, aber dennoch beherrschbare Komplikationen. Voraussetzung für ein erfolgreiches Eingreifen in solchen Fällen aber ist, dass unverzüglich gehandelt werden kann. Dazu dienen die vielen Kabel und Leitungen, an denen die Patienten in den ersten Tagen „hängen“. So werden Komplikationen sofort erfasst und vom Team der Intensivstation umgehend behandelt.

Welche Untersuchungen dienen der „Schadensermittlung“?

Nach einigen Tagen hat sich der Zustand des Patienten mit Herzinfarkt in der Regel stabilisiert. Die zur Schonung von Herz und Kreislauf verordnete Bettruhe kann aufgehoben werden.

Der Patient kommt auf die normale Station, und es beginnt das Bewegungsprogramm unter Anleitung von Physiotherapeuten. Nach anfangs leichten Übungen, noch im Bett, darf der Patient bald wieder für kurze Zeit aufstehen.

Parallel versuchen die Ärzte, sich durch eine Reihe von Untersuchungen ein genaues Bild vom Patienten und vom Ausmaß seiner Herzerkrankung und deren Auswirkungen auf den Kreislauf zu machen. Bei den Untersuchungen werden unterschiedliche Techniken genutzt. Erst die Summe der Untersuchungsergebnisse erlaubt, die für den Einzelfall optimale Behandlung zu wählen. Beginnen wird man immer mit absolut ungefährlichen Untersuchungen wie EKG oder Herzecho (siehe Seite 54). Bei weiteren offenen Fragen kommen Belastungs-EKG und TEE hinzu (siehe Seite 55). Häufig bringt aber erst die dritte Stufe in der Diagnostikleiter, der Herzkatheter in Kombination mit einem Stress-Echo oder Myokardszintigramm, die gewünschte Klarheit über den Stand der Herzerkrankung und die beste Behandlung.

Was ist die Anamnese?

Anamnese und Untersuchung geben ein Bild von Ihren Krankheiten und Problemen. Neben einer gründlichen, körperlichen Untersuchung mit Abhören von Herz und

Lunge, Tasten nach den Bauchorganen und Pulsmessung werden Ihnen viele Fragen gestellt, z. B. nach Herz- und Kreislauf-Erkrankungen in der Familie. Sie geben Hinweise auf vererbte Risikofaktoren. Ihre privaten und beruflichen Belastungen sind zur Beurteilung wichtig.

Aber auch Vorerkrankungen wie Magengeschwüre oder Nierensteine, frühere Operationen oder Herzprobleme und das Vorliegen von Risikofaktoren wie Bluthochdruck oder Zuckerkrankheit sollten Sie nicht verschweigen.

Wozu braucht man die vielen Blutproben?

In den Blutproben fahndet man nach Risikofaktoren wie erhöhten Werten von Blutzucker und Blutfetten. Viele Menschen wissen oft nichts von einer leichten Zuckerkrankheit oder der Neigung zu erhöhten Cholesterin- und Triglyceridwerten.

Man überprüft aber auch das Blutbild und kann Hinweise auf Erkrankungen anderer Organe wie Leber, Nieren oder Schilddrüse erhalten. Ebenso muss man testen, ob das Blut zu schnell oder zu langsam gerinnt und in Abhängigkeit davon das meist nach einem Herzinfarkt neu gegebene, gerinnungshemmende Medikament dosieren.

Was bringt die Langzeit-Blutdruckmessung?

Der Blutdruck ist keine feste Größe. Bei Aufregung oder Anstrengung steigt er, in Ruhe oder im Schlaf ist er niedriger. Für viele Patienten ist die Blutdruckmessung durch den Arzt schon eine Aufregung.

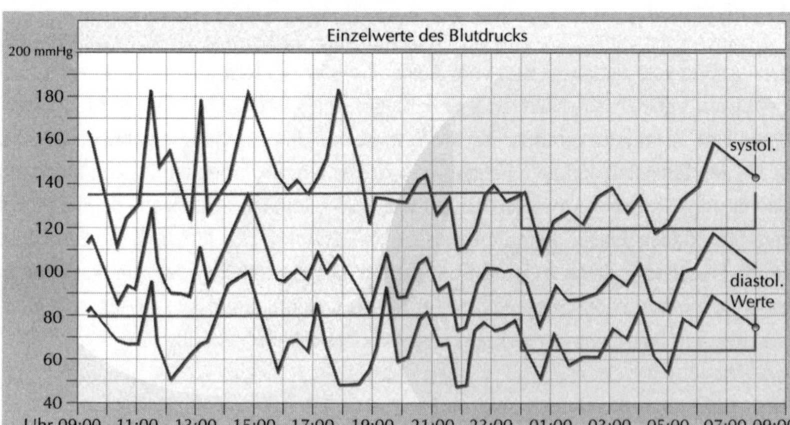

Profil von der 24-Stunden-Blutdruckmessung.

Daher ergibt eine einzelne Messung kein genaues Bild vom Blutdruck des Patienten. Für die Behandlung ist es jedoch sehr wichtig zu wissen, ob der Patient diesen Risikofaktor hat oder nicht. Auch muss die Wirkung von Medikamenten auf den Blutdruck kontrolliert werden. Hierbei wird der Blutdruck normal mit einer Manschette gemessen. Die über 24 Stunden gewonnenen Messergebnisse werden gespeichert und später ausgedruckt. Das gewonnene Blutdruckprofil ist aussagekräftiger als Einzelmessungen. Es soll aber die täglichen Selbstmessungen des Patienten nur ergänzen.

Wie funktioniert das EKG?

Jeder Herzschlag wird durch einen schwachen elektrischen Impuls ausgelöst. Dafür ist normalerweise der Sinusknoten am Herzen zuständig. Aber auch andere Stellen im Herzen können einen solchen kleinen Stromstoß abgeben. Der breitet sich im Herzmuskel aus und führt zur Kontraktion, dem Zusammenziehen bzw. der Pumpaktion des Herzens, die wir als Pulsschlag spüren. Die schwachen Ströme fließen durch den Körper bis zur Oberfläche. Mit Elektroden auf der Haut werden sie erfasst und als EKG-Kurve ausgedruckt. Die Spannung beträgt nur etwa ein Tausendstel einer Batterie für Taschenlampen. Daher benötigt man die EKG-Geräte, die solche schwachen Ströme aufnehmen, verstärken und aufzeichnen. Die aufgezeichnete Kurve ist das Elektrokardiogramm, abgekürzt EKG. Hier kann der Arzt die Anzahl der Schläge pro Minute ablesen. Man erkennt auch, ob die Herzschläge regulär vom Sinusknoten ausgehen oder Extraschläge von einem anderen Punkt im Herzen angeregt werden. In der EKG-Kurve sieht man, in welchen Bereichen Herzgewebe nach einem Infarkt geschädigt ist. Gebiete ungenügend durchbluteter Herzmuskulatur, z. B. bei Verengungen von Herzkranzgefäßen, führen zu typischen Veränderungen der EKG-Kurve (siehe Grafik Seite 54).

Wozu dient das Belastungs-EKG (Ergometrie)?

Viele Patienten mit verengten Herzkranzgefäßen haben ohne Belastung keine Beschwerden. In Ruhe reicht der Blutfluss durch eine 70-prozentige Engstelle oft aus, dem Herzmuskel genügend Blut und Sauerstoff zu liefern. Bei körperlicher Belastung, Kälte und Stress schlägt das Herz schneller und kräftiger. Dafür braucht die Herzmuskulatur mehr Durchblutung. Durch die Engstelle (Stenose) behindert, kann nun aber der Blutstrom nicht genug gesteigert werden. Stenosen lösen daher Durchblutungsstörungen oft erst bei Belastung aus. Der Patient verspürt Angina pectoris (Brustengeschmerz). Für das Belastungs-EKG lässt man den Patienten meist Radfahren. Mit einer elektrischen Bremse wird das Treten stufenweise erschwert. Die erforderliche Bremskraft misst man in Watt. So kann man feststellen, ob und auf welcher Belastungsstufe Beschwerden und EKG-Veränderungen auftreten.

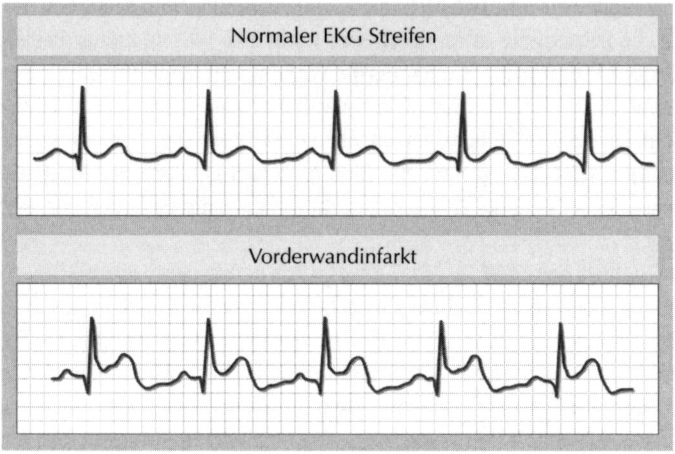

Das typische EKG beim Infarkt.

Warum wird ein Langzeit-EKG durchgeführt?

Das Langzeit-EKG hilft seltene, aber gefährliche Rhythmusstörungen zu erkennen. Wieder werden Elektroden auf den Körper geklebt. Von ihnen wird während der gesamten Aufzeichnungsdauer, die gewöhnlich 24 Stunden dauert, jeder Herzschlag registriert. So lassen sich Störungen der Herzschlagfolge erkennen, die nur zeitweise auftreten. Dazu gehören Extraschläge, ein unregelmäßiger Puls, zu langsamer oder zu schneller Herzschlag. Für den Patienten ist es wichtig, Beschwerden wie Schwindelgefühle oder Herzstolpern mit genauer Uhrzeit aufzuschreiben, während er ein Langzeit-EKG trägt. Dann kann überprüft werden, ob diese Beschwerden mit Unregelmäßigkeiten des Herzschlags in Verbindung stehen.

Was sieht man im Herzecho?

Beim Herzecho werden Ultraschallwellen in den Körper gesendet. Diese werden an Strukturen des Herzens zurückgeworfen und vom Echogerät wieder aufgefangen. Aus den reflektierten Schallechos setzt der Computer dann das Bild des Herzens zusammen.

Man kann die Größe der Herzkammern messen und die Pumpbewegung beobachten. Durch Infarkt geschädigte Muskelareale ziehen sich nicht mehr zusammen. Auch die Funktion der Herzklappen wird überprüft. Man kann sehen, ob die Klappen richtig öffnen und schließen. Bei Veränderungen von Herzklappen kann man den Schweregrad bestimmen und dem Patienten zu einer Behandlung mit Medikamenten oder, wenn nötig, zur Herzklappenoperation raten. Das Herzecho ist schmerzlos und ungefährlich.

Was sieht man durch das Schluckecho besser?

Wenn Sie beim Herzecho auf dem Bildschirm Ihr Herz gesehen haben, erschien Ihnen das Bild noch unscharf. Das kommt durch die Überlagerung des Herzechos durch Reflexionen der Schallwellen an den anderen Strukturen im Brustkorb wie Muskeln, Rippen und Lunge. Daher können manchmal wichtige Fragen, z. B. nach Gerinnseln in den Herzkammern oder nach Schäden an Herzklappen, nicht genau beantwortet werden.

Beim TEE (Trans-Esophageales-Echo) muss der Patient einen dünnen Schlauch schlucken. An der Spitze ist ein kleiner Echoschallkopf eingebaut. Aus der Speiseröhre, die direkt hinter dem Herzen vorbeigeht, kann der Arzt ein überlagerungsfreies Echo vom Herzen gewinnen.

Was bringt ein Stress-Echo?

Über verengte Herzkranzgefäße versorgte Herzmuskelabschnitte funktionieren in Ruhe noch einwandfrei. Unter Belastung oder Stress kommt aber über die Engstelle nicht mehr genug Blut und Sauerstoff. Dann arbeiten diese Regionen nicht mehr mit. Bewegungsstörungen unter Stress im Herzecho weisen auf hochgradige Einengungen von Herzkranzgefäßen.

Der Stress wird auf zwei verschiedene Arten erzeugt: durch Fahrradfahren wie beim Belastungs-EKG oder durch Infusion von Substanzen, die das Herz schneller und kräftiger schlagen lassen.

Was zeigt ein Myokardszintigramm?

Das Myokardszintigramm zeigt, ob sich eine Bypass-Operation oder Dilatation lohnen. Nach einer Fahrradbelastung wird eine schwach radioaktive, sich nach wenigen Tagen auflösende Substanz gespritzt. Direkt unter Belastung und einige Stunden später werden Aufnahmen vom Herzen gemacht. Diese Gamma-Kamera kann die schwache Strahlung erkennen und erzeugt ein Abbild vom Herzen. Gesunde Areale färben sich in Ruhe und unter Belastung an. Nach einem Herzinfarkt vernarbte Gebiete nehmen nichts von der Substanz auf. Sie bleiben auf dem Bild schwarz.

Gesucht wird vor allem nach Abschnitten des Herzmuskels, die sich in Ruhe, aber nicht unter Belastung darstellen. Dies spricht wieder für eine hochgradige Verengung eines Herzkranzgefäßes. Dann kann oft durch Dilatation oder Bypass-Operation die Funktion des Herzens wieder verbessert werden.

Wie hoch ist das Risiko bei Belastungsuntersuchungen?

Alle mit Belastung einhergehenden Untersuchungen haben ein kleines Risiko für eine gefährliche Komplikation. Daher werden diese nur in Anwesenheit eines Arztes und vorhandener Notfallausstattung durchgeführt.

Die Belastungsuntersuchungen sind wichtig zur Abklärung von eventuellen Problemen im Alltag. Ist der Belastungstest unauffällig, kann der Arzt Ihnen raten, wieweit Sie sich in Alltag und Freizeit belasten können und wie Sie ein angemessenes Bewegungsprogramm durchführen. Ohne Untersuchung bleibt die Ungewissheit, ob man sich gefahrlos im Alltag bewegen und belasten darf und ob nicht weitere Maßnahmen sinnvoll sind, um Schaden abzuwenden.

Was zeigt der Herzkatheter?
Die bisherigen Untersuchungsverfahren zeigen, ob ein Herzerkrankung vorliegt und wie hochgradig die Veränderungen wahrscheinlich sind. Genau kann man allerdings nur mit dem Herzkatheter die Herzkranzgefäße darstellen. Das braucht man als Grundlage für Entscheidungen über die weitere optimale Behandlung: Ist eine Operation notwendig, reicht eine Aufweitung (Dilatation) wichtiger Engstellen oder verspricht eine Behandlung allein mit Medikamenten für den Patienten das Beste zu sein?

Das beantwortet am besten der Herzkatheter. Alternative Verfahren (siehe Seite 57) gewinnen sicher in Zukunft an Bedeutung und können dann teilweise den Herzkatheter ersetzten.

Wie läuft eine Herzkatheteruntersuchung ab?
Nach einer örtlichen Betäubung in die Leiste tut nichts mehr weh! Da die Untersuchung selbst schmerzfrei ist, genügt ansonsten ein leichtes Beruhigungsmittel. Auf Kommando muss man einatmen und die Luft anhalten, damit die Röntgenbilder vom Herz und von den Herzkranzgefäßen nicht verwackeln.

Von der Leiste oder der Ellenbeuge werden dünne Schläuche von ca. zwei Millimeter Durchmesser zum Herzen vorgeschoben. Durch diese Katheter wird Röntgenkontrastmittel gespritzt. Dessen Fluss durch die Herzkranzgefäße lässt die Verengungen bzw. Verstopfungen erkennen.

Nach Beendigung der Untersuchung werden alle Schläuche wieder gezogen. Nichts bleibt zurück außer einem kleinen Schnitt von wenigen Millimetern Länge. An dieser Punktionsstelle wird die Ader für einige Minuten zusammengedrückt und bekommt einen festen Verband. Den muss man 4 bis 24 Stunden, je nachdem wie dick der benutze Katheter war, belassen.

Wie groß ist das Risiko beim Herzkatheter?
Ein Herzkatheter hat ein geringes Risiko für ernste Komplikation. Die stets anwesenden Ärzte und die umfangreiche Ausstattung in einem Herzkatheterraum erlauben jedoch in Sekunden, jeder Komplikation entgegenzuwirken.

Der Patient muss bei der Untersuchung mit kurzfristigem Herzstolpern rechnen, selten mit Nachblutungen an der Punktionsstelle. Nach gesetzlicher Vorschrift werden Patienten vor jedem Katheter mündlich und schriftlich genau aufgeklärt.

Was unterscheidet großen und kleinen Herzkatheter?
Beim so genannten großen Katheter geht man in eine Arterie ein. Man schiebt den Katheter entgegen der Blutströmung zur linken Herzkammer. Diese pumpt das Blut durch den ganzen Körper, den großen Kreislauf. Daher spricht man in diesem Fall vom Linksherz- oder auch großen Katheter. Man stellt die Herzkranzgefäße und die linke Herzkammer dar.

Führt man den Katheter in eine Vene ein, schwimmt er mit der Blutströmung zur rechten Herzkammer. Diese pumpt das Blut nur durch die Lunge, den kleinen Kreislauf. Daher spricht man hier von einem Rechtsherz-, Einschwemm- oder kleinen Katheter, der manchmal auch über die Halsvenen gesetzt wird. Er dient vor allem zur Untersuchung des Lungenkreislaufs, kommt aber auch zusätzlich zum Linksherzkatheter zur Anwendung, wenn neben der koronaren Herzerkrankung Hinweise auf Herzklappenfehler bestehen.

Gibt es Alternativen zum Herzkatheter ?
Alternative Methoden zum Herzkatheter haben vorwiegend mit dem Problem zu kämpfen, dass sich das Herz bewegt und man mit ganz kurzen Aufnahmezeiten arbeiten muss. Die Entwicklung geht aber in die Richtung, dass alternative Methoden bald in einigen Fällen den Herzkatheter ersetzen werden.

- *Computertomographie*

Ein ultraschnelles Computertomogramm kann heute schon mit großer Sicherheit erkennen, ob Herzkranzgefäße gesund oder krank sind. Leider sind die Ergebnisse aber bezüglich des Schweregrades von Stenosen noch nicht so gut, dass man darauf die Therapiestrategien aufbauen kann. Gut kann man noch erkennen, ob Bypässe offen oder verschlossen sind, kaum aber ob und in welchem Maße sie eventuell verengt sind.

- *Kernspintomographie*

Die Kernspintomographie, auch Magnetresonanztomographie genannt, nutzt die magnetischen Eigenschaften der Zellen in starken Magnetfeldern. Ohne Röntgenkontrastmittel liefert sie schon gute Aufnahmen, besondern von Gefäßen.

Ein dagegen noch ungelöstes Problem: Die sich ständig mit dem Herzschlag bewegenden Kranzgefäße, die auch nur zwei bis vier Millimeter Durchmesser haben, können zur Zeit noch nicht befriedigend genau dargestellt werden.

Welche Behandlungsmöglichkeiten gibt es?

Die Notwendigkeit, mit einem frischen Herzinfarkt so früh als möglich ins Krankenhaus zu gehen, soll noch einmal betont werden. Hier ist Zeit nicht Geld, sondern Leben! Was geschieht aber nun, wenn verengte oder verschlossene Herzkranzgefäße festgestellt wurden? Die Behandlungsziele sind dann Beschwerden zu lindern, die Leistungsfähigkeit zu steigern, und das Leben zu verlängern. Die unterschiedlichen Therapieverfahren wirken sich in der Regel günstig im Hinblick auf alle drei Ziele aus. An Behandlungsansätzen gibt es

- die Herz- oder Bypass-Operation
- die invasiven Herzkatheter-Techniken
- die Einnahme von Medikamenten
- und das Führen eines gesunden Lebensstils.

Auch für den Patienten mit Operation oder Ballondilatation ist eine regelmäßige Medikamenteneinnahme, ein Abbau seiner Risikofaktoren und das Führen eines gesunden Lebensstils wichtig. Er kann in jedem Stadium der Krankheit die Gefahr von erneuten Verengungen oder Verschlüssen der Herzkranzgefäße oder der Bypässe vermindern.

Welche Behandlung ist für mich die richtige?

Die Wahl des besten Behandlungsverfahrens wird und muss für jeden Patienten gesondert erfolgen. Berücksichtigt werden dabei die Ergebnisse des Herzkatheters, die anderen Untersuchungen, die Risikofaktoren, der allgemeine Zustand des Patienten, aber nicht zuletzt auch seine Wünsche. Lassen Sie sich als Patient niemals zu einer Behandlung wie einer Operation überreden, wenn Sie nicht selbst davon nach den Gesprächen mit den behandelnden Ärzten überzeugt sind. Sprechen Sie lieber noch mal mit dem Arzt, mit Ihren Angehörigen, eventuell auch mit Patienten, die das Ganze gerade hinter sich haben, damit Sie sich in Ihrem Entschluss sicher sind.

Hat man sich aufgrund der Befunde zu einer Herzoperation entschlossen, stehen weitere Untersuchungen an. Diese dienen dazu, mögliche Risikofaktoren im Hinblick auf Narkose und Operation aufzudecken und ihnen bei Bedarf entgegenzuwirken. Zu den Untersuchungen zählen die Überprüfung der Lungenfunktion, die Röntgenuntersuchung des Brustkorbs, die Ultraschalluntersuchung des Bauches und Ultraschalluntersuchungen der Halsadern.

Wozu dient eine Bypass-Operation?

Eigentlich ist ein Bypass nichts anderes als eine Umleitung – eine Umleitung für Blut um die Engstelle in einem Herzkranzgefäß. Wenn nämlich die Herzkranzgefäße zu über 70 Prozent eingeengt sind, reicht die Versorgung des Herzmuskels mit Blut und

Sauerstoff nicht mehr aus. Besonders bei Belastung verspürt der Patient dann die typischen Brustschmerzen, und es droht der komplette Verschluss, der Infarkt. Die Versorgung des Herzmuskels erfolgt nach dieser Operation dann ganz oder teilweise durch diesen Bypass. Das Herz ist wieder belastbarer und leistungsfähiger. Die Gefahr eines Herzinfarktes im Falle des Verschlusses der Engstelle ist gebannt. Zu einer Bypass-Operation wird man solchen Patienten raten, bei denen mehrere oder sehr wichtige Herzkranzgefäße verengt sind.

Die Patienten haben oft ausgeprägte Beschwerden bei Belastung. Außerdem droht bei einem Verschluss von Engstellen an wichtigen Gefäßen ein lebensgefährlicher Herzinfarkt. In einer Operation können alle bedeutsamen Engstellen mit Bypässen überbrückt werden. Die Anzahl der Engstellen, die umgangen werden sollen, entscheidet jeweils über die Anzahl der Bypässe. Daher bekommt mancher Patient zwei, ein anderer drei oder noch mehr Bypässe.

Wie erfolgt die Bypass-Operation?

Eine Bypass-Operation ist eine große, mehrere Stunden dauernde Operation. Sie wird immer in Vollnarkose durchgeführt. Der Brustkorb wird durch einen Schnitt durchs Brustbein geöffnet. So kommen die Chirurgen an das Herz. Für die Bypässe selber werden oberflächige Venen aus den Beinen zum Anfang der Operation herausgeschnitten. Für den Rücktransport des Blutes reichen die tiefen Venen im Inneren des Beines. Die Venen werden in entsprechend lange Stücke geteilt. Das eine Ende wird an die Aorta, die Hauptschlagader angenäht, das andere Ende hinter der Engstelle auf das Herzkranzgefäß. Auch das Verfahren, die innere Brustwandader auf ein Herzkranzgefäß zu nähen, kommt zur Anwendung. Künstliche Gefäßprothesen, wie sie z. B. am Bein eingesetzt werden, halten am Herzen nicht. Sie würden durch den ständigen Herzschlag zu sehr beansprucht und reißen.

Nach einer solchen Operation ist man die ersten Tage auf der Intensivstation, dann ein paar Tage auf der Normalstation im Krankenhaus. Es folgt die Anschlussheilbehandlung in speziellen Fach- und Rehabilitationskliniken für Herz- und Kreislauf-Erkrankungen. Es dauert etwa zwölf Wochen insgesamt, bevor man wieder voll ins Alltags- und Berufsleben einsteigen kann.

Wie groß ist das Risiko der Bypass-Operation?

In Deutschland werden jedes Jahr ungefähr 50 000 Herzoperationen, meistens Bypass-Operationen, durchgeführt. Die Herzzentren haben somit große Erfahrungen und Sicherheit auf diesem Gebiet. Dank moderner Operations- und Narkosetechniken liegt das Risiko für lebensbedrohliche Komplikationen unter zwei Prozent. Etwas höher wird es, wenn z. B. das Herz durch einen Infarkt geschwächt oder andere schwere

Begleiterkrankungen wie Störungen der Lungen vorliegen. Dem steht das Risiko gegenüber, in den nächsten Tagen oder Monaten einem schweren Herzinfarkt mit vielleicht tödlichem Ausgang zu erliegen. Durch die verbesserte Blutversorgung des Herzmuskels durch die Bypässe leiden die operierten Patienten seltener an Herzbeschwerden und sind wieder leistungsfähiger. Ihre Lebensqualität und Lebenserwartung steigen. Hat man sich erst einmal von einer Herzoperation erholt, kann man wirklich wieder alles machen wie ein Gesunder. Im Gegenteil, nach der Operation ist das Herz besser dran. Das erlaubt Arbeiten und Hobbies, auf die man vor der Operation verzichten musste. Ärzte sind verpflichtet, Nutzen und Risiken ihrer Empfehlungen abzuwägen. Für jede Operation, jeden Herzkatheter, selbst für jede Tablette muss der Nutzen immer größer sein.

Wie lange halten die Bypässe?

Die Neigung zur Ausbildung von Engstellen durch Arteriosklerose verschwindet auch mit einer Bypass-Operation nicht. Daher können auch in Bypässen Verengungen oder gar Verschlüsse entstehen. Im Mittel bleibt die Hälfte der aus Venen gebildeten Bypässe zehn Jahre offen, die aus Arterien gebildeten noch länger.

Man muss nicht zwangsläufig operieren, wenn einer von drei Bypässen verstopft ist. Am Herzen können sich kleine Umgehungsadern um Verschlüsse ausbilden. Diese können teilweise die Funktion eines Bypass übernehmen. Notfalls muss und kann man mit Erfolg nach Jahren eine zweite Bypass-Operation durchführen. Aber auch für die Bypässe gilt, dass eine Ausschaltung der Risikofaktoren auch die Lebenszeit der Bypässe deutlich über zehn Jahre verlängert.

Was wird bei der Ballondilatation gemacht?

Mit dieser bewährten Technik werden weltweit jedes Jahr ca. eine Million Patienten behandelt. Wie beim Herzkatheter wird diesmal ein Katheterschlauch eingeführt, der an seiner Spitze einen kleinen Ballon trägt (Abb. a). Mittels eines dünnen Führungsdrahtes wird der Ballon unter Monitorkontrolle in die Engstelle geschoben (Abb. b). Dort wird der längliche Ballon auf etwa drei Millimeter Weite entsprechend dem Durchmesser der Kranzgefäße mit großem Druck aufgeblasen. Der Druck ist viermal so hoch wie in einem Autoreifen (Abb. c)! So werden die Ablagerungen, die das Gefäßlumen eingeengt haben, zusammengepresst. Der Innendurchmesser des Gefäßes nimmt zu, das Blut kann wieder besser fließen (Abb. d).

Die Gefäße sind aber elastisch. Daher muss der Ballon meist mehrmals aufgeblasen werden, bis die gewünschte Aufdehnung bleibt. Weil am aufgeblasenen Ballon kein Blut vorbeifließen kann, verspürt der Patient in dieser Situation häufig Schmerzen, die der Angina pectoris bei Belastung entsprechen. Zur Überwachung kommt der Patient

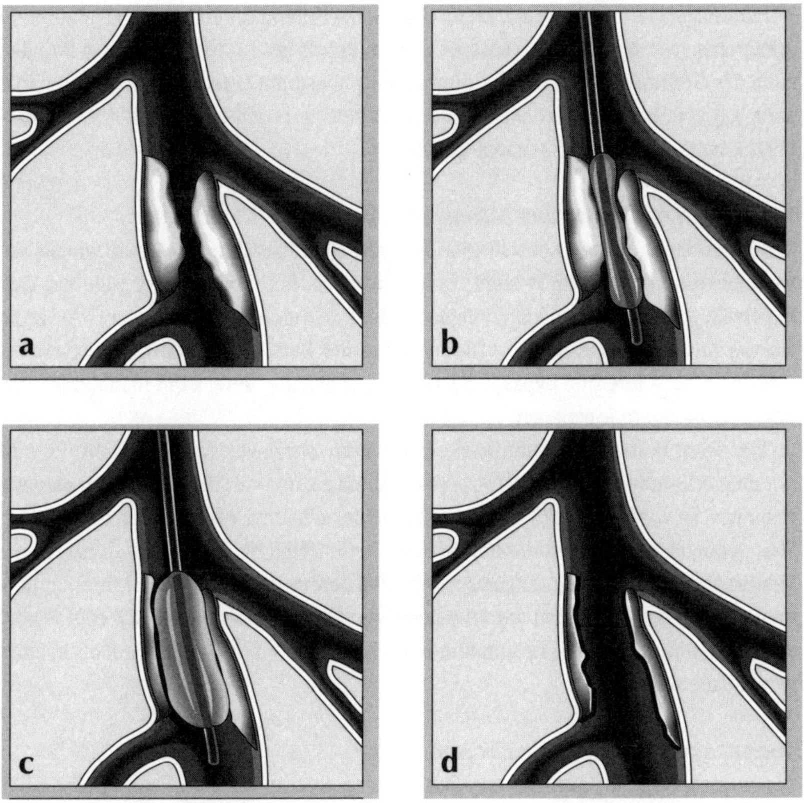

Darstellung einer Ballondilatation.

im Anschluss an die Behandlung auf eine Intensivstation. Am nächsten Tag werden dann alle Schläuche gezogen.

Wann ist eine Ballondilatation sinnvoll?

Das Verfahren wird empfohlen, wenn ein großes Herzkranzgefäß zu zwei Dritteln oder mehr eingeengt ist und der Patient Herzschmerzen bei Belastung verspürt. Auch einem vollständigen Verschluss und damit Herzinfarkt kann dadurch zuweilen vorgebeugt werden.

Eine Ballondilatation erspart dem Patienten eine Herzoperation. Allerdings kommt man mit dem Ballonkatheter nicht an alle Stellen in den geschlängelt verlaufenden

Herzkranzgefäßen heran. Auch beim akuten Herzinfarkt ist eine Ballondilatation oft erfolgreich, wenn eine Lyse-Therapie nicht möglich ist. In den ersten vier Stunden kann das Gerinnsel meist mit dem dünnen Führungsdraht vorsichtig durchstoßen und dann mit dem Ballon zerdrückt werden. Die Ärzte sprechen von der Akut-PTCA (perkutane transluminale Koronarangioplastie).

Wie hoch ist das Risiko einer Ballondilatation?
Das Risiko einer ernsten Komplikation bei der Ballondilatation liegt heute wie bei der Herzoperation unter zwei Prozent. Es kommt in ca. fünf Prozent aller Fälle vor, dass das Gefäß ganz zusammenfällt (kollabiert) oder sich durch den Reiz an der Gefäßwand ein Gerinnsel bildet. In beiden Fällen ist dann der Blutfluss blockiert. Früher musste man dann oft sofort eine Bypass-Operation anschließen. Heute kann man diese Situation mit einem Stent beheben.

Der Stent besteht aus einer Rolle aus feinstem, speziellen Maschendraht. Er wird mit einem Katheter in die kollabierte Stelle gebracht und mit dem Ballonkatheter aufgespreizt. So wird das Gefäß an dieser Stelle offengehalten. Als Fremdkörper setzt der Stent jedoch anfangs einen starken Reiz zur Gerinnselbildung. Daher ist es nach einer Stentimplantation wichtig, anfangs regelmäßig gerinnungshemmende Mittel zu nehmen. Im Laufe von Wochen wird der Stent von Gewebe überzogen. Das engt wieder das Gefäß ein. So ist die Implantation eines Stents bei einer Ballondilatation nicht in jedem Falle sinnvoll.

Wie erfolgreich ist die Ballondilatation?
Die Aufdehnung der Engstelle mit dem Ballon gelingt in etwa 95 Prozent aller Fälle. Leider verengt sich jedoch die gedehnte Stelle bei einem Drittel der Patienten in den nächsten sechs Monaten erneut. Man kann in der Regel ohne Probleme erneut dilatieren. Die Erfolgsaussichten, dass die Enge nun aufbleibt, sind beim zweiten oder gar dritten Mal sogar besser. Auch der Einsatz von Stents trägt nach neuesten Ergebnissen zum größeren Erfolg auf Dauer bei.

Was versteht man unter minimal-invasiver Herzchirurgie?
Die minimal-invasive Herzchirurgie unterscheidet sich von der normalen Herzoperation nur durch den Schnitt. Statt durch das Öffnen des Brustkorbes mittels Durchtrennung des Brustbeins operieren die Chirurgen durch einen Schnitt zwischen den Rippen. Besonders wenn nur an der Herzvorderwand Bypässe notwendig sind, kann man mit diesem Zugangsweg zum Herzen auskommen. Es erspart dem Patienten die Eröffnung des Brustkorbes und den dadurch bedingten längeren Heilungsprozess. Die Operation wird aber komplizierter. Manchmal muss man wegen unbefriedigender

Zugangsmöglichkeit doch noch während der Operation den Brustkorb eröffnen. Die minimal-invasive, wörtlich „die nur gering eingreifende“ Operationstechnik, ist demzufolge nicht ein grundsätzlich anderes Verfahren. Sie unterscheidet sich lediglich durch die Größe des Zugangsweges zum Herzen, kann aber nur bei einigen Patienten angewandt werden.

Was ist die transmyokardiale Laser-Revaskularisation?
Bei diesem Verfahren werden mit einem Laserstrahl bis zu 100 kleinste Kanäle von ca. einem Millimeter Durchmesser durch (trans) den Herzmuskel (Myokard) gebohrt. Von diesen Kanälen aus bilden sich kleine Gefäße (Revaskularisation), die die Blutversorgung des Herzmuskels verbessern. Man ist sich aber noch nicht sicher, ob darauf die Wirkung des Verfahrens beruht. Einige Patienten konnten jedenfalls von starken und anhaltenden Angina-pectoris-Beschwerden befreit werden. Weil man noch wenig Erfahrung mit dieser neuen Methode besitzt, wird sie zur Zeit nur bei Patienten eingesetzt, denen mit den etablierten Verfahren nicht mehr geholfen werden kann. Momentan wird per Katheter erprobt, das Verfahren von innen und ohne Operation zu ermöglichen.

Was bringen Laser, Rotablator, Arterektomie und IVUS?
Bei nur 70prozentigem Dauererfolg der Ballondilatation ist es verständlich, wenn man nach Verfahren sucht, mit denen die Erfolgsrate gesteigert werden kann.

- *Laser*

Beim Laserverfahren gibt ein spezieller Herzkatheter Laserstrahlen an der Spitze ab. Damit werden die verengenden Ablagerungen zerstört. Allerdings kann der Laser nicht zwischen Ablagerungen und der normalen Wand unterscheiden. Es besteht die Gefahr, das Gefäß zu durchlöchern.

- *Rotablator*

Beim Rotablator ist auf der Katheterspitze ein ganz kleiner Bohrkopf. Mit hoher Drehzahl, analog zum Bohrer beim Zahnarzt, werden damit die Engstellen wieder aufgebohrt.

- *Arterektomie*

Bei der Arterektomie ist eine Art Miniaturhobel in die Katheterspitze eingebaut. Damit werden die Ablagerungen weggehobelt, um den Weg für das Blut wieder frei zu machen.

Bei allen genannten Verfahren muss häufig doch noch eine Ballondilatation angeschlossen werden. In einzelnen Fällen mag so eine neue Technik Vorteile bieten. Generell hat keine der genannten die Ballondilatation ersetzen können. IVUS steht für

Intravaskulärer Ultraschall. Hier ist in die Herzkatheterspitze ein Mini-Ultraschallkopf eingebaut. Man kann den Wandaufbau der Engstelle im Schallbild erkennen. Ob das dazu beiträgt, für jede Art von Enge das individuell beste Verfahren zur Aufweitung zu finden, wird derzeit untersucht.

Was ist eine Anschlussheilbehandlung?

Die Behandlung im Akutkrankenhaus ist nach ein bis zwei Wochen abgeschlossen. Es ist wenig sinnvoll, aus dem Akutkrankenhaus gleich nach Hause zu gehen. Das Herz ist noch nicht belastungsfähig. Sie sind in seelischer und körperlicher Hinsicht dem Alltag nicht gewachsen. Um jedoch wieder körperlich und seelisch gestärkt zurück ins Leben zu finden, wurde in Deutschland das System der Anschlussheilbehandlung (AHB) in spezialisierten Fach- und Rehabilitationskliniken für Kardiologie geschaffen.

Wer hat Anspruch auf eine AHB?
Im Prinzip hat jeder Patient nach einem Herzinfarkt Anspruch auf eine AHB in einer qualifizierten Rehabilitationsklinik. Die Kosten übernehmen die BfA oder LVA als Rentenversicherungsträger. Für Rentner und Personen, die keinen Anspruch an die Rentenversicherungsträger haben, übernehmen die Krankenkassen die Kosten.

Mitglieder in privaten Krankenversicherungen bekommen die AHB erstattet, auch wenn sie sich für Kuren nicht speziell versichert haben. In der Akut-Klinik werden Sie von einer Sozialarbeiterin umfassend beraten.

Welche Ziele verfolgt die AHB?
Die Ziele der AHB sind sehr vielschichtig. Zuerst einmal wird dem Patienten bei seinen akuten Problemen geholfen. Die Wundversorgung nach Operationen und Hilfen bei den alltäglichen Dingen, die man nach einer schweren Krankheit noch nicht allein bewältigen kann, stehen im Vordergrund. Die Gespräche mit den Kardiologen und die Funktionsdiagnostik dienen dazu, die individuellen Risikofaktoren und Leistungsdefizite aufzuzeigen. Auf diesen Untersuchungen basierend, werden die Rehabilitationsziele gemeinsam mit dem Patienten unter Berücksichtigung seiner Wünsche und Erwartungen festgelegt. Während es für Jüngere meist heißt „Reha vor Rente“, sind die Ziele bei älteren Patienten oft bescheidener – „Reha vor Pflege“.

Was lernt man in der Rehabilitation?
Zuerst einmal gilt es zu lernen: Ich bin krank! Erst wenn man seine Krankheit akzeptiert, ist man bereit, sich damit auseinanderzusetzen. Hier helfen dann die Informa-

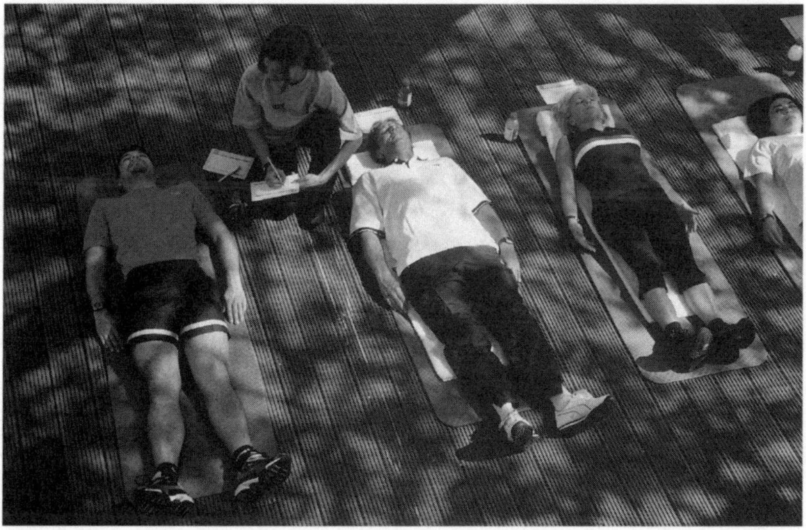

Gemeinsam mit anderen Infarktbetroffenen lernen Sie in der Rehabilitation, wie Sie wieder fit für den Alltag werden. Sport- und Entspannungsprogramme geben Ihnen neue Zuversicht in Ihre Leistungsfähigkeit.

tionsvorträge, Seminare und Einzelgespräche weiter. Man erfährt, wie man mit seiner Krankheit auskommt, welches die richtigen Verhaltensweisen sind und welche Dauerbehandlung und Medikation in Frage kommen.

Die kardiovaskulären Risikofaktoren und ihre Bekämpfung werden ausführlich besprochen. Reicht eine Umstellung der Ernährung oder müssen, um Blutdruck und Blutfettwerte in den Griff zu bekommen, Medikamente genommen werden? In Schulungen werden Möglichkeiten geboten zu üben, wie Blutdruck, Blutzucker und eventuell auch der Quickwert kontrolliert werden können. Es werden spezielle Kurse angeboten für Nichtraucher, für Übergewichtige und zur Stressbewältigung. Dafür stehen geschulte Psychologen zur Verfügung wie auch zur Krankheitsverarbeitung in Einzel- oder Gruppengesprächen.

Geeignete Sportarten und ein individuelles Übungsprogramm werden zusammengestellt, damit der Patient weiß, wie er sich fit halten kann und in welchem Umfang er mit seinem Herzen am besten trainiert. Entspannungstechniken wie autogenes Training und progressive Muskelentspannung stehen ebenfalls auf dem Lehrplan. Darüber hinaus lernt man eine schmackhafte, abwechslungsreiche Kost kennen. Bei allen Angeboten können in der Regel die Angehörigen teilnehmen.

Welche Medikamente sind notwendig?

Kein Patient gleicht dem anderen. Jeder hat seine individuelle Problematik mit Herz und Kreislauf. Die Begleiterkrankungen und die Verträglichkeit von Medikamenten sind unterschiedlich. Daher sollte man mit dem Arzt seines Vertrauens die notwendige und sinnvolle Medikation absprechen. Der Patient sollte Sinn und Zweck sowie eventuell zu erwartende Nebenwirkungen seiner Tabletten kennen.

Im Folgenden werden die am häufigsten eingesetzten Medikamente bei Herz-Kreislauf-Erkrankungen vorgestellt. Dies erlaubt noch einmal in Ruhe nachzulesen und Fragen mit dem Arzt zu besprechen.

Wichtig ist zu verstehen, dass Sie Medikamente wie Aspirin, Beta-Blocker und auch Cholesterinsenker nicht einnehmen, damit es Ihnen besser geht. Sinn der Therapie mit diesen Präparaten ist oft die Vorbeugung gegen neue Gefäßverengungen und die Verminderung des Risikos, einen weiteren Herzinfarkt zu erleiden. Die Medikamente sollen Sie schützen.

Wozu gerinnungshemmende Medikamente?

Eine Gerinnselbildung ist nahezu immer an der Entwicklung von Gefäßverengungen und am Verschluss von Herzkranzgefäßen und somit am Herzinfarkt beteiligt. Da liegt es nahe, die Gerinnselbildungsneigung des Blutes zu bremsen. Hierfür stehen unterschiedliche Medikamente zur Verfügung.

Aber Vorsicht, man darf nur auf ausdrücklichen Rat des Arztes mehrere Gerinnungshemmer kombinieren. Ein Zuviel an Gerinnungshemmung kann zu unerwünschten Blutungen führen.

Wie wirkt Marcumar?

Phenprocoumon, besser bekannt als Marcumar, bremst in der Leber die Bildung von Proteinen, die an der Gerinnselbildung beteiligt sind. Die Gerinnungsneigung wird mit einem Test bestimmt. Während man früher die Ergebnisse nach der Quickskala bewertet hat, findet jetzt der international verbreitete INR-Wert als Messeinheit zunehmend Anwendung. Gesunde haben Quickwerte zwischen 70 und 100 Prozent der Norm, Patienten mit Bluterkrankheit Werte unter fünf Prozent. Man macht den Patienten also zum „halben Bluter“, indem man den Quick auf 20 bis 30 Prozent einstellt.

Bei INR ist der Normalwert 1,0 und der therapeutische Bereich, in dem die Werte liegen sollten, bewegt sich von 2,0 bis 4,0, je nach Indikation für die Einnahme von Marcumar.

Die Einnahme von Marcumar oder ähnlichen Medikamenten muss genau nach dem vom Arzt festgelegten Plan erfolgen. Regelmäßig wird die Wirkung in Blutproben kontrolliert und die Dosis angepasst. Große Mengen an Vitamin K, z. B. in Kohl, Gemüse und Leber, heben die Wirkung auf. Hier muss die Tablettenmenge angepasst werden. Rheuma-, Schmerz- und Grippemittel verstärken oft die Wirkung von Marcumar. Deshalb muss der Arzt alle Medikamente kennen, die Sie nehmen. Bei Spritzen in den Muskel drohen große Blutergüsse! Operationen wie auch das Zähneziehen sollten wegen kaum zu stillender Blutungen nicht durchgeführt werden, solange der INR- oder Quickwert im therapeutischen Bereich liegt. Marcumar darf nur in Absprache mit dem Arzt an- oder abgesetzt werden. Dies muss vor geplanten Operationen erfolgen und vorübergehend wird dann statt Marcumar Heparin gespritzt. In allen Krankenhäusern werden Infusionen mit den fehlenden Gerinnungsfaktoren bereitgehalten. So kann man im Notfall die Blutgerinnung rasch normalisieren.

Was Sie selbst tun können

Warnzeichen einer Überdosierung sind Hautblutungen oder Blut im Urin oder Stuhl. Nehmen Sie dann umgehend Kontakt mit dem Arzt auf. Weisen Sie alle Ärzte und Zahnärzte darauf hin, dass Sie Marcumar nehmen.

Manche Patienten, besonders mit künstlichen Klappen, sind lebenslänglich auf die Einnahme von Marcumar angewiesen. Hier bietet es sich an, die Selbstmessung des Quick bzw. INR zu erlernen. Dazu kann man gleich den Aufenthalt in der REHA-Klinik nutzen, wo die Kurse angeboten werden.

Wie wirkt Heparin?

Heparin gibt es nicht als Tabletten, sondern nur in Form von Spritzen. Kurzwirksames Heparin musste alle acht Stunden gegeben werden. Heute kommen meist niedermolekulare Heparine zum Einsatz. Da reichen eine oder zwei Spritzen am Tag.

Ingesamt jedoch ist es umständlich anzuwenden und wird daher meist im Krankenhaus zu Beginn einer Behandlung oder vorübergehend als Ersatz für Marcumar genommen. Der Vorteil von Heparin ist die sofortige Wirkung, die aber auch nur Stunden anhält.

Wie wirkt Acetylsalicylsäure?

Acetylsalicylsäure ist jedem als Schmerzmittel „Aspirin“ bekannt. Es verringert die Klebrigkeit der Blutplättchen, der Thrombozyten. In der Fachsprache heißt das, es hemmt die Aggregationsneigung der Thrombozyten. Zusammen mit dem im nächsten Abschnitt aufgeführten Medikamenten wird daher von Thrombozytenaggregationshemmern gesprochen. Um diese Wirkung zu erzielen, reichen geringe Dosen von meist 100 Milligramm pro Tag. Es ist unter mehr als 20 Namen von Genericaherstellern im Handel.

Das Risiko für den zweiten Herzinfarkt, für das Entstehen von Verengungen an Hals- oder Beingefäßen kann bei regelmäßiger Einnahme deutlich vermindert werden. Aspirin gehört für solche Patienten zur Standardtherapie.

Nebenwirkungen sind selten. Magenschmerzen kann man durch Schlucken der täglichen Tablette bei der Hauptmahlzeit meist verhindern. Ganz vereinzelt gibt es Asthmatiker, die mit Asthmaanfällen reagieren. Hier muss wie bei Magenschmerzen trotz niedriger Dosis zu Alternativen gegriffen werden.

Wie wirken Clopidogrel und Ticlopidine?

Clopidogrel ist ein weiteres neues Medikament, welches die Thrombozytenaggregationsneigung herabsetzt. Die Substanz wird als Iscover und Plavix 75 verkauft. Man verordnet es meist, wenn Aspirin nicht vertragen wird. Es verursacht seltener Probleme mit dem Magen. Die Kombination von Aspirin und Clopidogrel hemmt verstärkt die Blutgerinnung. Diese Therapie ist daher Standard für die ersten Wochen nach einer Ballondilatation. Auch bei Patienten mit vielen Risikofaktoren kann eine Einnahme beider Präparate für einen längeren Zeitraum nützlich sein.

Ticlopidine ist als Tiklyd im Handel und wirkt ähnlich wie Clopidogrel. In Einzelfällen wurden aber vor allem bei längerer Einnahme lebensgefährliche Veränderungen des Blutbildes beobachtet. Daher muss bei Verordnung von Ticlopidin das Blutbild regelmäßig kontrolliert werden.

Wie wirken Betablocker, Nitrate und Digitalis?

Bei Anstrengung oder Aufregung wird im Körper vermehrt das Stresshormon Adrenalin freigesetzt. Es lässt das Herz schneller und stärker schlagen, das Herz verbraucht mehr Sauerstoff und Energie. Der Blutdruck steigt, wir spüren einen schnelleren Pulsschlag. Die Gefäße verengen sich, die Gerinnselbildung des Blutes wächst.

Nimmt man einen Betablocker, werden so genannte Rezeptoren (Türen) blockiert, durch die Adrenalin in die Zellen gelangt, um seine Wirkung zu entfalten. Folge ist ein langsamerer Puls- und Blutdruckanstieg bei Anstrengung und Aufregung.

Das Herz wird geschont und verbraucht nicht so viel Sauerstoff. Daher leiden manche Patienten unter Betablockern nicht mehr an Angina pectoris. Auch die Neigung zu schnellem, unregelmäßigem Herzschlag wird günstig beeinflusst.

Aber auch in Ruhe sind geringe Mengen Adrenalin im Blut. Dessen Wirkungsverminderung unter Betablockern führt dazu, dass in Ruhe Puls und Blutdruck niedriger werden. Daher müssen Betablocker bei Patienten mit normalerweise schon niedrigem Puls und Blutdruck vorsichtig dosiert werden.

An Nebenwirkungen sind leichte Anstiege von Blutzucker und Blutfetten gelegentlich zu beobachten. Auch Müdigkeit und Abgeschlagenheit, Potenzstörungen bei Männern, kalte Füße und Hände werden vor allem zu Beginn von einigen Patienten manchmal bemerkt.

Diabetiker müssen wissen, dass die Alarmreaktion bei Unterzucker über Adrenalin vermittelt wird. Schwitzen, Heißhunger, Zittern usw. sind unter Betablockern bei Unterzucker folglich nicht so ausgeprägt. Diabetiker müssen daher besonders sorgsam auf eventuelle Anzeichen von Unterzucker achten.

Betablocker dürfen auch nicht abrupt abgesetzt werden. Wenn plötzlich alle Türen für Adrenalin wieder frei sind, kommt es zu starken Blutdruck- und Pulsanstiegen. Die Dosis muss „ausschleichend" reduziert werden, wie es im Fachjargon heißt.

In vielen Studien konnte aber übereinstimmend gezeigt werden, dass die Einnahme von Betablockern das Risiko für einen Herzinfarkt deutlich senkt. Wenn er vertragen wird, ist ein Betablocker unbedingt zu empfehlen.

Wie entlasten Nitrate und Molsidomin das Herz?

Beide Substanzen sind gefäßerweiternd. Sie wirken vor allem in den Venen. Dadurch wird dort mehr Blut gesammelt und es strömt nicht so viel zum Herz, das auf diese Art entlastet wird. Angina pectoris wird gelindert. Bei längerer regelmäßiger Einnahme tritt im Körper eine Gewöhnung ein, die Nitrate verlieren ihre Wirkung. Zur Vermeidung dieses Wirkungsverlustes sollten die Nitrat-Tabletten daher nur alle zwölf Stunden, also morgens und abends eingenommen und Pflaster mit dem Wirkstoff nicht länger als zwölf Stunden belassen werden.

Molsidomin wirkt ähnlich wie Nitrate, soll aber seine Wirkung bei Dauergebrauch nicht verlieren. Nitrate kennt fast jeder Herzpatient. Es ist der Wirkstoff in den Zerbeißkapseln und im Spray. Diese sollte der Herzpatient immer dabei haben und bei Angina pectoris anwenden. Die gefäßerweiternde Wirkung führt manchmal zu Kopfschmerzen und leichtem Blutdruckabfall. Ernste Nebenwirkungen sind nicht zu befürchten.

Vorsicht, niemals Viagra und Nitrate oder Molsidomin zusammen oder in engem zeitlichen Abstand einnehmen! Viagra blockiert im Stoffwechsel den Abbau von Nitraten und Molsidomin. Es kommt zu extremem Blutdruck bis hin zu Todesfällen, was ja auch schon in der Laienpresse geschildert wurde.

Wieso wirkt Digitalis herzstärkend?
Die Wirkung von Digitalis-Präparaten, Extrakten aus der Fingerhutpflanze, ist seit über 200 Jahren bekannt. Sie erhöhen die Schlagkraft des Herzens und kräftigen so die Muskulatur. Bei bestimmten Herzrhythmusstörungen bremsen sie erfolgreich einen zu schnellen Herzschlag. Dadurch wird der Blutauswurf pro Schlag größer und die Herzleistung effektiver.

Digitalis wird daher vor allem bei Herzschwäche und bestimmten Formen von zu schnellem Puls verordnet. Nebenwirkungen bei Überdosierung sind Übelkeit, Brechreiz und Sehstörungen. Auch muss man aufpassen, dass unter der Einnahme von Digitalis der Puls nicht zu langsam wird.

Wie wird die Wirkung von Angiotensin reduziert?

Angiotensin ist ein Hormon im Körper. Es wird im Körper in den Nieren aus einer in der Leber synthetisierten Vorstufe gebildet. Unter seinem Einfluss zieht sich die Muskulatur der Blutgefäße zusammen. Durch die Verengung der Arterien steigt der Blutdruck. Für das Herz wird es schwerer, Blut durch die engeren Gefäße zu pumpen. Um die Wirkung von Angiotensin zu vermindern, gibt es zwei Wege.

Die ACE-Hemmer hemmen im Körper die Bildung des Hormons aus seiner Vorstufe Angiotensinogen. Die Adern bleiben weit, der Blutdruck niedriger und für das Herz wird es leichter.

Nebenwirkungen sind manchmal ein zu starker Blutdruckabfall und damit auch schlechtere Nierendurchblutung. Vereinzelt wird auch ein chronischer Reizhusten ausgelöst, der zum Absetzen der ACE-Hemmer zwingt. Selten sind dagegen allergische Reaktionen oder Verdauungsbeschwerden.

Angiotensin-Blocker, auch AT II-Antagonisten, blockieren die Wirkung von Angiotensin an den Zellen. Analog zum Betablocker besetzen sie auf den Zellen die Türen oder Rezeptoren. Diesmal aber die, die auf Angiotensin reagieren. Dadurch haben die AT II-Antagonisten ähnliche Wirkungen wie ACE-Hemmer, nämlich Blutdrucksenkung und Herzentlastung. Auch die Nebenwirkungen sind ähnlich, nur Reizhusten wird seltener beobachtet.

Wie wirken Kalzium-Antagonisten?
Um sich zusammenzuziehen, brauchen die Muskelzellen der Gefäße Kalzium-Ionen. Die Kalzium-Antagonisten bremsen nun den Einstrom von Kalzium-Ionen in die Muskelzellen. Dadurch werden die Blutgefäße weiter. Dies führt zu einer Blutdrucksenkung. Daher werden diese Medikamente bei Herzpatienten mit zusätzlicher Neigung

zu Bluthochdruck verordnet. Dem Herzen selbst wird die Arbeit erleichtert, wenn es das Blut nicht durch zu enge Gefäße pumpen muss.

Einige Kalziumantagonisten wirken auch auf die Herzmuskelzellen. Sie senken die Schlagkraft und dürfen daher bei Herzschwäche nicht genommen werden. Andere verringern auch den Puls. Daher ist Vorsicht geboten bei ohnehin niedrigem Puls oder bei Kombination mit Betablockern, die ebenfalls den Puls senken.

Die Nebenwirkungen wie Hitzegefühl entstehen durch die weit gestellten Gefäße. Müdigkeit, vor allem zu Beginn der Behandlung, kommt durch die gewöhnungsbedürftige Blutdrucksenkung. Selten treten Wassereinlagerungen auf, oder der Patient leidet unter Verstopfung. Insgesamt sind Kalziumantagonisten gut verträglich. Keine Angst, der Knochenstoffwechsel bzw. der Einbau von Kalzium in den Knochen wird nicht beeinflusst, die Osteoporose nicht gefördert.

Wie entlasten Wassertabletten das Herz?

Harntreibende Präparate, Diuretika oder Wassertabletten genannt, erleichtern den Nieren die Harnbildung. Ansammlungen von Wasser im Körper, z. B. in den Beinen oder in der Lunge, werden dadurch leichter ausgeschieden. Die zirkulierende Blutmenge nimmt ab, das Herz muss nicht so viel pumpen, und der Blutdruck wird gesenkt.

Diuretika bekommen daher Patienten mit Wassereinlagerungen, Herzschwäche oder hohem Blutdruck. Der Nachteil der Diuretika ist, dass sie auch wichtige Mineralien mit ausschwemmen. Häufige Kontrollen von Kalium und Magnesium sind daher notwendig. Nebenwirkungen der Diuretika sind anfangs infolge der Blutdrucksenkung oft Abgeschlagenheit und Müdigkeit. Krämpfe in den Beinen oder gar Herzstolpern können Hinweise auf Mangel an Kalium und Magnesium sein, dann sollten diese Mineralstoffe in Form von Tabletten zusätzlich eingenommen werden. Da man durch die Wassertabletten oft zur Toilette muss, kann man nach Absprache mit dem Arzt die morgendliche Einnahme auf mittags verlegen. So kann man erst einmal ungestört einkaufen gehen.

Wie wirken Medikamente gegen zu hohe Blutfette?

Wenn man bedenkt, dass in der Regel höchstens ein Drittel oder weniger des im Blut vorhandenen Cholesterins aus der Nahrung stammt und der Hauptanteil in der Leber gebildet wird, ist es verständlich, dass bei vielen Patienten durch Diät allein keine ausreichende Senkung erhöhter Spiegel möglich ist.

Hinzu kommt, dass viele Patienten eine angeborene Neigung zu übermäßiger Cholesterinbildung in der Leber haben, die durch Diät allein nicht in den Griff zu bekommen ist. Hier sind dann zusätzlich zur Ernährungsumstellung Medikamente erforderlich, um den Cholesterinspiegel, insbesondere den des gefährlichen LDL-Cholesterins, zu senken.

Besonders Patienten, die schon einen Herzinfarkt hatten, können durch konsequente und kontinuierliche Senkung des erhöhten Cholesterinspiegels einem erneuten Infarkt vorbeugen und so ihre Lebenserwartung vergrößern.

Für Patienten ist ein Gesamtcholesterin unter 185mg/dl anzustreben. Für LDL-Cholesterin, das bei zu hohen Konzentration oxidiert und damit schädlich für die Gefäßinnenhaut wird, sind Werte unter 115mg/dl, besser noch unter 100 anzustreben. Das schützende HDL-Cholesterin kann man durch Sport und Bewegung steigern.

Tabletten gegen erhöhte Blutfette ergänzen die gesunde Ernährung und sind kein Ersatz dafür!

Wie wirken natürliche Lipidsenker?

Fischöl oder Omega-3-Fettsäuren haben nur einen geringen Effekt auf die Senkung der Triglyzeride, auch Neutralfette genannt. Die Fließfähigkeit des Blutes wird leicht verbessert und die Arterien werden elastischer. Einige Kapseln Fischöl am Tag entsprechen drei Mahlzeiten mit Seefisch in der Woche. Beta-Sitosterin ist ein pflanzliches Produkt. Es bindet mit der Nahrung aufgenommenes Cholesterin im Darm und verringert so dessen Resorption. Da erhöhte Cholesterinspiegel meist durch erhöhte Synthese in der Leber hervorgerufen werden, ist die Wirkung von Beta-Sitosterin nicht sehr ausgeprägt. Außer vereinzelten Verdauungsproblemen verursacht es keine Nebenwirkungen.

Wie wirken Ionenaustauscherharze und Fibrate?

Ionenaustauscherharze sind Pulver, die nach Einnahme den Darm nicht verlassen und auf natürlichem Wege ausgeschieden werden. Sie binden im Darm Cholesterin und Gallensäuren an sich, die dann nicht aufgenommen werden. Die Wirkung ist nicht sehr ausgeprägt. Nebenwirkungen beschränken sich auf Verdauungsprobleme.

Fibrate hemmen die Bildung von Cholesterin und Triglyzeriden in der Leber. Darüber hinaus aktivieren sie den Abbau von Fetten im Körper. Sie können Cholesterin etwa um 10 Prozent und Triglyceride bis zu 50 Prozent senken.

Auf Nebenwirkungen wie Verdauungsbeschwerden, Anstieg der Leberwerte, Muskelschmerzen, Potenzstörungen und vermehrte Bildung von Gallensteinen muss geachtet werden.

Sind HMG-CoA-Reduktasehemmer am wirksamsten?

Der Name bezieht sich auf das Enzym in der Leber, das für die Cholesterinbildung verantwortlich ist und durch diese Substanzen gebremst wird. Da der Name auch für

Ärzte zu schwer ist, haben sich die Bezeichnungen CSE (Cholesterin-Synthese-Enzym)-Hemmer oder Statine (Stopper) eingebürgert.

Es sind die wirksamsten Medikamente zur Senkung insbesondere des LDL-Cholesterins. An Nebenwirkungen sind Verdauungsbeschwerden, Geschmacksstörungen und Mundtrockenheit beschrieben worden. Sehr selten treten ernste Nebenwirkungen wie Leberfunktionsstörungen und Muskelschmerzen auf. Nachweislich konnte aber durch „CSE" die Sterblichkeit durch Herzinfarkt vermindert werden. Dafür ist aber ihre dauerhafte Einnahme erforderlich.

Braucht man zusätzliche Mineralstoffe und Vitamine?

Zuhauf werden in allen Medien Pillen, Säfte und Tropfen angeboten, die Herz und Gefäße in irgendeiner Form unterstützen, stärken und schützen sollen. Der Wunsch nach solchen Wundermedikamenten, natürlich frei von Nebenwirkungen, ist groß.

Allerdings haben bisher alle wissenschaftlichen Studien nicht den Beweis erbracht, dass diese Substanzen wirklich helfen. Gesunde Ernährung und gesunden Lebensstil kann man nun mal nicht durch Pillen ersetzen. In normalen Mengen genommen schaden diese Präparate nicht. Es gibt allerdings einige Ausnahmen, deren Einahme doch durchaus nützlich sein kann.

Warum braucht man Kalium und Magnesium?
Diese beiden Mineralien sind keine Medikamente im eigentlichen Sinne. Sie sind natürliche Salze, die wir mit der Nahrung aufnehmen. Bei Mangel, begünstigt durch die Einnahme von Diuretika, werden Herzrhythmusstörungen, Nervosität, nächtliche Wadenschmerzen und hoher Blutdruck begünstigt.

Eine Zufuhr von Kalium und Magnesium ist daher bei vielen Herzpatienten sinnvoll. Nebenwirkungen sind nur bei eingeschränkter Nierenleistung zu befürchten.

Gibt es herzstärkende Vitamine?
Nach dem aktuellen Stand der Wissenschaft (2002) ist die ausreichende Versorgung des Körpers mit Vitaminen und Spurenelementen zwar für die Gesundheit unerlässlich, es gibt aber kein spezielles „Herzvitamin". Die zusätzliche Einnahme von Vitaminpräparaten ist bei einer ausgewogenen Ernährung überflüssig.

Als Ausnahme muss man die Gabe von Folsäure und B-Vitaminen ansehen. Diese haben in einigen Studien Gefäß schützende Eigenschaften gezeigt. Weitere Studien sind allerdings abzuwarten, bevor endgültig eine allgemeine Empfehlung für diese Vitamine ausgesprochen werden kann.

Gesunde Ernährung für Herz und Kreislauf

Sie interessieren sich für dieses Buch? Wollen Sie sich gesund ernähren? Sie schaffen das, und es wird Ihnen schmecken! Gesunde Ernährung ist einfach! Nichts ist verboten – die Weihnachtsgans genauso wenig wie Ihr Frühstücksei am Sonntag. Gesunde Ernährung ist abwechslungsreich, variationsreich und schmeckt mindestens genauso gut, wenn nicht besser, als Sie es bisher gewohnt sind.

Lesen Sie auf den folgenden Seiten das Wichtigste zur gesunden Ernährung, und Sie werden mit der Umstellung keine Probleme haben. Richtige Ernährung ist ein wichtiger und unverzichtbarer Baustein des gesunden Lebensstils. Es ist wissenschaftlich belegt, dass das Risiko für Herz- und Gefäßerkrankungen wie Herzinfarkt und Schlaganfall deutlich vermindert wird.

Richtiger Umgang mit Fetten und Ölen

In Hinblick auf eine gesunde Ernährung ist in diesem Punkt wahrscheinlich die größte Umstellung zu den üblichen Essgewohnheiten notwendig. Wir essen zu fett. Der Anteil an Kalorien, die wir durch Fett aufnehmen, liegt oft über 40 Prozent.

„Versteckte" Fette meiden

Mit Fetten und Ölen sollte man sparsam umgehen. Die Empfehlungen für den Anteil in der Nahrung liegen bei 30 Prozent. Dabei geht es hier nicht nur um die Butter auf dem Brot oder das Öl in der Bratpfanne. Wesentlich mehr nehmen wir als „verstecktes Fett", in Fleisch und Wurst, Saucen und Käse, Torten und Schokolade, zu uns.

Wählen Sie fettarme Wurst- und Molkereiprodukte aus, verzichten Sie auf fette Saucen, vermeiden Sie Süßes. Mageres Fleisch von Geflügel, Wild, Rind, aber auch bestimmte Stücke vom Schwein wie Lende sollten in kleinen Mengen und mit wenig Öl gebraten oder gekocht auf Ihrem Speiseplan stehen. Süßes Obst wie Pfirsiche oder Orangen ist allemal gesünder als ein Schokoriegel oder Kekse.

Fett ist nicht gleich Fett

Fett ist aber nicht prinzipiell zu verdammen. Es ist unentbehrlich als Baustein für den Körper und den Stoffwechsel sowie ein wichtiger Kalorienträger.

Viele Vitamine und Geschmacksstoffe sind Fette oder brauchen Fett, um ihre Wirkung zu entfalten. Außerdem gibt es große Unterschiede zwischen den verschiedenen Fettarten, gute und böse, was Nutzen oder Gefahr für Herz und Gefäße betrifft.

- Schlecht sind so genannte gesättigte Fettsäuren. Sie finden sich überwiegend in fettem Schweine-, Lamm- und Rindfleisch, in Schmalz und Billigmargarinen, in Vollmilchprodukten und Süßigkeiten. Diese Fettarten enthalten zum einen meist auch viel Cholesterin, sodass der LDL-Cholesterinspiegel ansteigt, zum anderen entstehen aus diesen gesättigten Fettsäuren aggressivere Stoffwechselprodukte, die Herz und Gefäße angreifen können. Ihrem Herzen zuliebe sollten Sie auf diese Speisen und Fettarten weitgehend verzichten.
- Einfach ungesättigte Fettsäuren finden sich in Oliven-, Sonnenblumen- und Distelöl, aber auch in Erdnüssen und Mandeln. Diese Fette und Öle sind für den Stoffwechsel viel verträglicher und scheinen vielleicht sogar schützende Eigenschaften zu besitzen. Aber Vorsicht, deren Kalorien zählen trotzdem.
- Mehrfach ungesättigte Fettsäuren sind als Omega-3-Fettsäuren Bestandteil von Seefischen wie Makrele, Heilbutt und Hering, sowie als Omega-6-Fettsäuren in kleinen Mengen in Leinsamen-, Flachs-, Raps- und Sojaöl enthalten. Fragen Sie nach Broten mit Omega-3-Fettsäuren, die in guten Bäckereien angeboten werden. Für diese speziellen Fettsäuren kann ein schützender Effekt für das Herz und die Gefäße als gesichert angesehen werden. Es kommt zum Absinken der Neutralfette im Blut. Auch die Neigung zur Bildung von Blutgerinnseln und Ablagerungen in den Gefäßen ist bei regelmäßigem Konsum von Fisch vermindert. Essen Sie daher mindestens zweimal in der Woche Fisch. Mehr ist erlaubt, auch Hering in Tomatensauce aus der Konserve zählt.

Tipp: Wer gar keinen Fisch mag, der sollte lieber zu Fischölkapseln greifen.

Cholesterin – auch ein Fett

Cholesterin, eine fettartige Substanz, ist lebenswichtig. Es wird für den Aufbau von Nerven und Zellwänden wie für die Bildung von Hormonen gebraucht.

Cholesterin wird in der Leber des Menschen immer in ausreichender Menge produziert. In der Regel stammen nur 20 bis 30 Prozent des im Blut gemessenen Cholesterin aus der Nahrung. Bei vielen Patienten mit Herzerkrankungen bildet die Leber genetisch bedingt zu viel Cholesterin.

Cholesterin wird von der Leber ins Blut abgegeben, verpackt in so genannten LDL-Partikeln. Gefahr droht, wenn die Konzentration von LDL-Cholesterin im Blut deutlich über 100 Milligramm pro 100 Milliliter Blut liegt.

Das viele Cholesterin wird im Körper nicht gleich gebraucht. Es schwimmt lange im Blut mit und altert. Dieses dann oxidierte LDL-Cholesterin ist das „böse“, es greift Herz und Gefäße an.

Cholesterin ist in der Nahrung vor allem in tierischen Fetten wie Gänse- oder Schweineschmalz enthalten. Reichliche Aufnahme solcher Nahrungsmittel lässt den Cholesterinspiegel weiter ansteigen. Auch Eigelb enthält Cholesterin, aber ein Ei erhöht den Cholesterinspiegel bei Erwachsenen nur um zwei Prozent und 100 Gramm Fleisch in einem Hamburger um ein Prozent. Der Einfluss der Nahrung auf den Cholesterinspiegel im Blut wird folglich oft überschätzt.

Bei genetisch bedingt erhöhtem LDL-Cholesterin wird der Arzt Ihnen neben der gesunden Ernährung Tabletten zur Verminderung der übersteigerten Cholesterinbildung der Leber verordnen müssen, um die Zielwerte zu erreichen.

Das schützende HDL-Cholesterin

Das HDL-Cholesterin im Blut ist das gute und schützende. Dieser auch in der Leber gebildete HDL-Partikel kann giftiges, oxidiertes LDL-Cholesterin im Blut einfangen. Es wird zur Leber zurücktransportiert und dort aufgearbeitet, entgiftet, sozusagen recycelt.

Auch die Höhe des schützenden HDL ist genetisch vorgegeben. Medikamente oder Diät haben wenig Einfluss, aber viele Studien belegen, dass regelmäßiger Sport und Bewegung diesen Schutzfaktor erhöhen. Frauen vor den Wechseljahren besitzen hormonell bedingt meist hohe HDL-Werte.

Bei Herzkranken sollte:

- der Gesamtwert von Cholesterin unter 185 mg/dl liegen
- der von LDL-Cholesterin idealerweise unter 100 mg/dl liegen
- der Wert von HDL-Cholesterin über 45 mg/dl liegen, je höher, desto besser.

Das Blutfett Triglycerid

Triglyceride, auch Neutralfette genannt, sind eine weitere Form vom Fett im Blut. Hohe Triglyceridwerte über 200 mg/dl können die Gefahr durch zu hohes LDL-Cholesterin verstärken.

Gesunde, fettarme Ernährung, angepasste Kalorienmenge und normales Körpergewicht gehen in der Regel mit normalen Triglyceridwerte unter 200 mg/dl einher. Einfach- und mehrfachungesättigte Fettsäuren können den Triglyceridspiegel sogar etwas vermindern.

Kohlenhydrate und Ballaststoffe

Kohlenhydrate stellen mit 50 bis 60 Prozent mengenmäßig den Hauptbestandteil unserer Nahrung. Grob kann man zwischen einfachen Kohlenhydraten wie Zucker, komplexen Polysacchariden wie Stärke und für den Menschen nicht zu verdauenden Zellulosen, Ballaststoffen, unterscheiden.

Zucker aus Süßspeisen wie Kuchen, Limonaden, Konfitüren, Schokolade braucht wenig Verdauungsarbeit und gelangt sehr rasch ins Blut. Da so viel Zucker auf einmal nicht gebraucht wird, bleibt dem Körper nichts weiter übrig als den überschüssigen Zucker in Fett umzuwandeln und zu speichern. Dann fehlt wieder Zucker im Blut, wir werden nervös und hungrig und essen wieder Süßes, und das Spiel geht von vorne los. So werden wir dick und fett.

Stärke hält den Blutzuckerspiegel im Lot

Stärke muss im Verdauungstrakt erst in die Zuckerbausteine zerlegt werden. Dadurch gelangt der Zucker aus Stärke nur nach und nach ins Blut. Dieser gleichmäßige Zuckerzustrom wird vom Körper verwertet. Stärke findet sich in Obst, Müsli, Gemüse und Vollkornprodukten. In diesen Lebensmitteln sind darüber hinaus wichtige Vitamine, Mineralien, Spurenelemente, so genannte sekundäre Planzeninhaltsstoffe und Ballaststoffe enthalten.

Ballaststoffe wie Pflanzenfaser, Zellulose, enthalten in Obst, Müsli, Salat, Gemüse, Kohl, bestehen auch aus Zuckern. Dem menschlichen Darm fehlen aber Enzyme, um diese in Einfachzucker zu spalten und zu nutzen. Somit haben sie für den Menschen keine verwertbaren Kalorien. Ballaststoffe sind aber für eine funktionierende Darmtätigkeit und Verdauung sehr wichtig. Außerdem tragen sie durch ihre Menge zum Sättigungsgefühl bei den Mahlzeiten bei.

Eiweiß stärkt den Herzmuskel

Wissenschaftlich heißt es Protein und darf nicht mit dem Eiklar verwechselt werden. Protein wiederum besteht aus verschiedenen Aminosäuren. Von diesen können einige nicht vom menschlichen Stoffwechsel gebildet werden. Sie werden essenzielle Aminosäuren genannt und müssen mit der Nahrung aufgenommen werden.

Proteine aus tierischem Fleisch und Fisch enthalten mehr essenzielle Aminosäuren als pflanzliche Proteine. Durch Ergänzung vegetarischer Nahrung mit Ei und Milchprodukten kann aber auf das Essen von Fleisch weitgehend ohne Gefahr für die Gesundheit verzichtet werden.

In Hinblick auf das Herz ist eine ausreichende Eiweißzufuhr notwendig, da sonst die Leistungsfähigkeit und die Widerstandskraft gegen Infektionen abnehmen.

Leicht und gesund – Mittelmeerkost

Die Kost der Mittelmeerländer, was ist an der dran? Wenn Sie die vorausgegangenen Abschnitte gelesen haben, dann sind die günstigen Effekte für Herz und Gefäße, die dieser Art von Küche zugeschrieben werden, für Sie leicht verständlich.

- Die klassische Kost der Mittelmeerländer verwendet viel Gemüse, Salat und Obst.
- Fleisch wird nur sehr sparsam eingesetzt. Fisch steht fast täglich in irgendeiner Art auf dem Speiseplan.
- Tierische Fette wie Schweineschmalz und Butter kommen nicht auf den Tisch oder in die Pfanne. Dominierend sind Pflanzenfette, allen voran Olivenöl.
- Abgeschmeckt wird mit Gewürzen und nur wenig Salz.

Dazu dann ein Schlückchen Rotwein und schon sind alle als günstig und empfehlenswert bekannten Nahrungsmittel beieinander. Diese Kost kann also Orientierung sein.

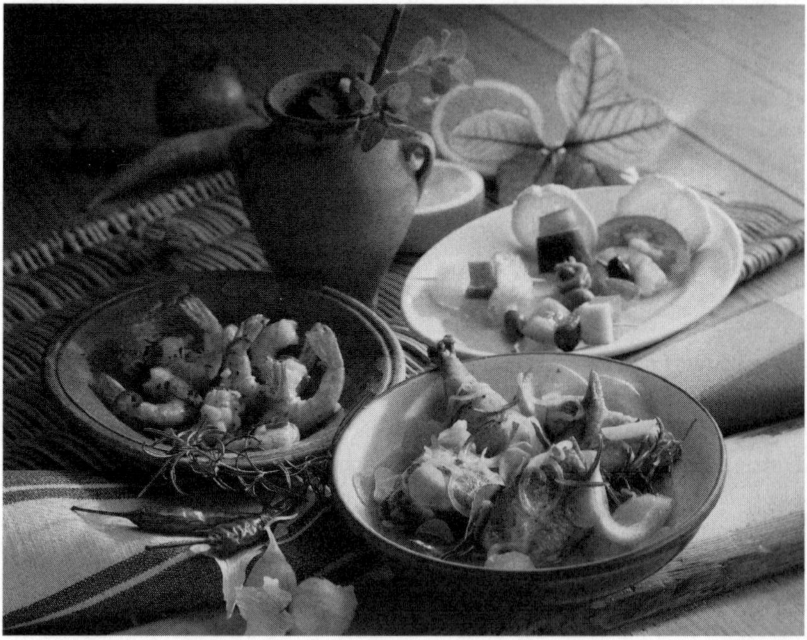

Das schmeckt nach Urlaub: Frisches Gemüse, Fisch und Pflanzenöle halten schlank und tun Herz und Gefäßen gut.

Vitamine und Mineralien

Vitamine sind lebenswichtig. Der menschliche Körper kann sie nicht selber bilden. Daher ist eine ausreichende Zufuhr mit der Nahrung notwendig. Fehlen Vitamine, kommt es zu schweren Störungen im Stoffwechsel.

Für Gefäße und Herz spielen die Vitamine C und E, einige aus der Gruppe der B-Vitamine und Folsäure eine besonders wichtige Rolle. Wissenschaftliche Studien zeigen, dass eine reichliche Aufnahme dieser Vitamine das Risiko, einen Herzinfarkt oder Schlaganfall zu erleiden, deutlich reduziert. Dies gilt aber fast ausschließlich für die Aufnahme der Vitamine mit der Nahrung.

Eine gesunde ausgewogene Ernährung lässt garantiert keinen Mangel entstehen. Wichtige Vitamine, A, D, E und K, sind fettlöslich. Sie brauchen Fett als Transportvehikel ins Blut. Es ist also empfehlenswert, Salaten und Gemüsen immer ein wenig Fett zuzusetzen. Etwas Öl, Butter, Jogurt oder Salatdressing sorgen dafür, dass die fettlöslichen Vitamine aufgenommen werden können. Bei der zusätzlichen Einnahme von Vitaminen durch Tabletten und Tränke konnte der Nutzen in wissenschaftlichen Studien in den meisten Fällen nicht nachgewiesen werden.

Eine Überdosierung von Vitaminen kann schaden. Bei gesunder Ernährung passiert das nicht, aber wohl wenn man die empfohlenen Mengen an Tränken oder Tabletten missachtet. Vitaminpillen können keine Diätsünden ausgleichen und sind keine Alternative zu einer gesunden Ernährung.

Mineralien und Spurenelemente

Mineralstoffe und Spurenelemente sind Salze und chemische Elemente, die der Körper für eine regelrechte Funktion braucht. Fehlen Mineralien oder Spurenelemente, kommt es zu Störungen im Organismus. Der Bedarf ist sehr unterschiedlich und reicht vom Grammbereich für Kalzium, Kochsalz, Magnesium und Kalium bis zu Eisen, Zink, Chrom, Selen, Jod, Bor, Molybdän und Kobalt, von denen wir pro Tag oft weniger als ein Milligramm zu uns nehmen sollten. Eine ausgewogene gesunde Ernährung lässt in der Regel keinen Mangel entstehen.

Eine zusätzliche Zufuhr durch Tabletten und Säfte schadet nicht, wenn man sich an die empfohlenen Dosierungen hält. Zu viel kann allerdings auch negative Folgen haben.

Sekundäre Pflanzenstoffe

Hierbei handelt es sich um Stoffe, die die Pflanzen bilden, um sich vor Infektionen, Schädlingen, chemischen Radikalen und Umweltgefahren wie UV-Strahlen zu schützen. Der Apfel z. B. konzentriert diese oft farbigen Verbindungen in seiner

Schale. Wenn wir Obst oder Gemüse essen und damit die auch Phytostoffe genannten Verbindungen aufnehmen, machen wir uns sozusagen deren Schutzeffekte zu Eigen.

Mittlerweile sind mehrere Tausend solcher sekundärer Pflanzeninhaltstoffe chemisch identifiziert. Verständlicherweise kennt man noch nicht von allen die genauen Wirkmechanismen und erst recht weiß man nicht, wie sie sich zusammen in ihren günstigen Effekten ergänzen. Es gibt jedoch viele Hinweise, dass die Substanzen die Gefahr, an Krebs oder Herzinfarkt zu erkranken, mindern und den Cholesterinspiegel im Blut senken.

- Bekannt sind die Karotine, enthalten vor allem in Karotten, aber auch in Kürbis, Kohl, Salat, Petersilie und rote Paprika.
- Polyphenole, Cumarine und Flavonoide sind gleichfalls in vielen Obst- und Gemüsesorten enthalten. Die günstigen Effekte von grünem Tee und Rotwein werden darauf zurückgeführt.
- Sulfide in Knoblauch, Lauch und Zwiebeln gehören in diese Gruppe.
- Quercetin in Zwiebeln und Trauben, Monoterpene in vielen Obst- und Gemüsearten, Pektin aus Äpfeln und Zitrusfrüchten, Glucosinolate aus Kohl sowie Lycopin aus Tomaten seien hier genannt.

Als Fazit des heutigen Standes der Wissenschaft kann man also empfehlen, möglichst viel Gemüse und Obst zu essen. Spöttisch kann man behaupten, irgendein nützlicher Stoff ist sicher in jedem Obst, Salat oder Gemüse enthalten.

Grundregeln für den täglichen Speiseplan

Obst und Gemüse

Eine halbe Tafel Schokolade ist schneller gegessen als vier Äpfel. Beides enthält etwa dieselben Kalorien. Der Apfel liefert aber wichtige Vitamine, Spurenelemente, Mineralien und Ballaststoffe, die Schokolade viel gesättigte Fettsäuren und rasch ins Blut strömenden Zucker. Eine Portion Eis ist schnell geschleckt, an Tomaten müssten Sie für dieselbe Kalorienzahl ein Kilogramm essen. Wiederum liefern die Tomaten wertvolle Mineralien, Spurenelemente, Pflanzenschutzstoffe, das Eis vor allem ungünstige, gesättigte Fettsäuren und Zucker. Die Beispiele ließen sich beliebig fortsetzen.

Obst, Salat und Gemüse sollten auf Ihrem Speiseplan ganz oben stehen. Alle Arten können in großen Mengen genossen werden. Vorsicht ist allenfalls bei der Zubereitung angeraten. Das Obst nicht zu viel zuckern, die Salatsauce sollte fettarm sein und zur Zubereitung der Gemüse sollten Butter und andere tierische Fette nur sparsam eingesetzt werden.

Fleisch und Fisch

Fleisch ist nicht verboten und mindestens einmal in der Woche sollte es auf ihrem Speiseplan stehen. Wählen Sie mageres Geflügelfleisch wie Pute oder Hähnchen, Rindfleisch oder Wild. Bei der Zubereitung sind Fett und Öl sparsam zu verwenden. Dann ist gegen Fleisch prinzipiell nichts einzuwenden.

Fisch aus kalten Polarmeeren ist reich an schützenden Omega-3-Fettsäuren. Selbst wenn der Fisch wie Scholle, Heilbutt, Makrele fett ist, so ist dieses Fett für das Herz nicht gefährlich. Süßwasserfische wie Forellen enthalten weniger dieser günstigen mehrfach ungesättigten Fettsäuren.

Reichlich Fisch, mindestens zweimal pro Woche gehört zu einer gesunden Ernährung für das Herz dazu. Vorsicht ist wieder bei der Zubereitung angeraten, Öl zum Braten nur sparsam verwenden, den Fisch in Alufolie garen oder dünsten, um Fett und Kalorien zu sparen.

Gewürze statt Salz

In der Regel nehmen wir mit unserer Nahrung zu viel Salz auf. Statt der notwendigen zwei Gramm oder der empfohlenen fünf Gramm beträgt der durchschnittliche tägliche Konsum in Deutschland fünfzehn Gramm. Diese belasten den Körper, besonders das Herz und die Nieren.

Problematisch wird es für Menschen, die zu Bluthochdruck neigen. Vermehrte Kochsalzaufnahme lässt den Blutdruck ansteigen und kann die Wirkung von Blutdruck senkenden Tabletten teilweise aufheben. Auch für Patienten mit einer Herzschwäche ist eine hohe Kochsalzzufuhr gefährlich. Das Herz kann überlastet werden, es drohen Einlagerungen von Wasser in die Beine und in die Lungen hin bis zum lebensgefährlichen Lungenödem.

Viel Salz findet sich in verarbeiteten Fleischwaren wie Wurst und Schinken. Aber auch in 100 Gramm Käse sind ca. zwei bis drei Gramm Kochsalz enthalten. Natürlich ist der Salzgehalt in allem Salzigen wie eingelegtem Fisch, Oliven, aber auch in Gewürzsaucen wie Ketchup hoch. Daher sind diese Lebensmittel zu meiden bzw. nur in kleinen Mengen zu verwenden.

Schwelgen Sie in Kräutern und Gewürzen!

Damit das Essen schmeckt, würzen Sie es! Hier ist alles erlaubt. Nach Herzenslust Pfeffer, Paprika, Kräuter frisch oder getrocknet, Knoblauch, Zitrone oder was man liebt. Probieren geht über studieren. Vielleicht entdecken Sie Ihr neues Lieblingsgewürz. Frische Kräuter aus dem Balkonkasten oder Garten verfeinern alle Speisen. Durch den Verzicht auf Salz kommen viele Geschmacksnuancen wieder zum Vorschein, die das Zuviel an Salz „platt“ gemacht hat.

Salzärmere Kost schmeckt interessanter und variantenreicher. Auf diese Umstellung Ihrer Ernährung werden Sie bald nicht mehr verzichten wollen. Ein weiterer Grund, großzügig Kräuter und Gewürze einzusetzen, ist die Tatsache, dass es eine Reihe von ernst zu nehmenden Hinweisen gibt, die Kräutern und Gewürzen wie etwa Chili, Curry, Knoblauch, Petersilie, Senf, Zimt, Zitrone und Zwiebel schützende Wirkungen für Herz und Gefäße zuschreiben.

Kaffee, Cola und Tee

Diese Getränke werden wegen der anregenden Wirkung des Koffeins als Genussmittel geschätzt. Auf ein bis zwei Tassen Kaffee zum Frühstück und noch einmal einen Becher Kaffee oder Cola am Nachmittag muss der Herzpatient in der Regel nicht verzichten. Koffein aus Kaffee und Cola geht aber sehr rasch ins Blut, entfaltet seine anregende Wirkung, die aber dann auch schnell wieder nachlässt. Und schon fühlt man sich wieder müde. Das Koffein aus Tee wird wegen Gerbstoffe langsamer aufgenommen. Die anregende Wirkung ist nicht so überschießend und daher verträglicher. Die Gerbstoffe wirken beruhigend auf Magen und Darm und zusätzlich enthält Tee noch schützende Flavonoide.

Kaffee, Tee und Cola sind in Maßen erlaubt. Zu viel ist Stress fürs Herz und kann, abends genossen, Schlafstörungen hervorgerufen. Angemerkt sei, dass Filterkaffee im Gegensatz zu aufgebrühtem Kaffee den Cholesterinspiegel nicht erhöht.

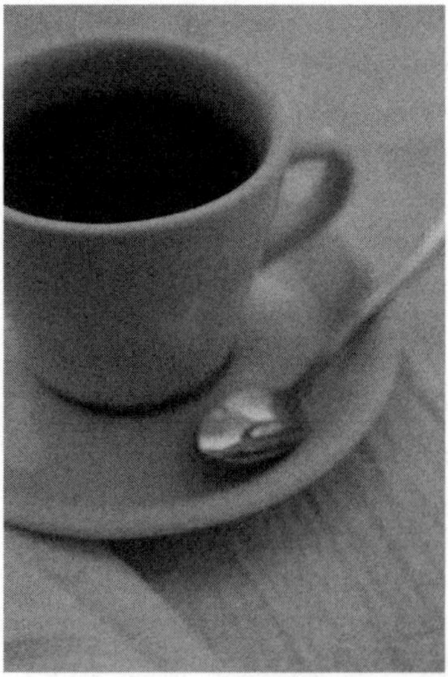

Ganz verzichten auf den morgendlichen Muntermacher oder die gemütliche Kaffeestunde am Nachmittag müssen auch Herzpatienten nicht. Der Koffeingenuss sollte aber maßvoll bleiben.

Mineralwasser, Limo, Säfte und Früchtetee

Beim Mineralwasser sind solche mit viel Magnesium und Kalzium zu bevorzugen. Ist viel Kochsalz enthalten, kann es bei manchen Menschen zum Anstieg des Blutdrucks kommen. Säfte enthalten wertvolle Mineralien, Vitamine und Spurenelemente, aber auch Zucker und Kalorien. Mischen Sie Mineralwasser dazu, das ergänzt sich gut. Limonaden enthalten oft sehr viel Zucker und sind nicht zu empfehlen.

Ein persönlicher Ratschlag: Kochen Sie sich Ihren Tee, Malve, Pfefferminz, Kamille, Hagebutte oder was Sie mögen. Den füllen Sie im Winter in die Thermoskanne oder stellen ihn bei heißem Wetter kalt. So haben Sie Ihr heißes oder kaltes Lieblingsgetränk, ohne Zucker und Salz, immer bereit und dies auf sehr preiswerte Art.

Alkohol in Maßen

Fast jede Woche liest und hört man in den Medien etwas über günstige Eigenschaften von Rotwein, auch Weißwein und Bier, für Herz und Gefäße. Aber auch warnende Stimmen kommen zu Wort. Den Erkenntnisstand zusammengefasst kann man folgende Aussagen machen: Alkohol in welcher Form auch immer ist nicht so gesund, dass jemand, der nicht gerne Alkohol trinkt, wegen seinem Herzen damit beginnen muss. Andererseits scheinen ein Viertel Wein oder eine Flasche Bier am Abend in der Regel keine negativen Effekte auf Herz und Kreislauf zu besitzen, auch wenn man regelmäßig Herztabletten einnimmt. Drei Viertel Wein oder drei Flaschen Bier am Abend schaden hingegen gewiss der Gesundheit.

Vier einfache Essregeln

- Essen Sie viel Gemüse, Salat, Obst, Vollkornprodukte und Müsli.
- Fisch und magere Molkereiprodukte sollten regelmäßig auf dem Speiseplan stehen. Fleisch eher weniger, und wenn dann mageres Geflügel- oder Rindfleisch.
- Sparen Sie an Fett und bevorzugen Sie hier Pflanzenöle wie Oliven-, Sonnenblumen- und Distelöl.
- Nicht eine Tafel Schokolade oder ein Stück Torte in fünf Minuten in sich reinstopfen. Das ist kein Genuss. Hier und da eine kleine Süßigkeit, das darf sein.

Was kann ich selbst tun?

Ein Herzinfarkt und eine Herzoperation sind einschneidende Ereignisse. Man hat noch einmal Glück gehabt und überlebt. Aber gerade danach kommen auf den Betroffenen viele Fragen zu.

Was ist denn da eigentlich passiert? Warum bin ich betroffen? Wie soll es mit meinem Leben, meiner Arbeit und meinem Beruf weitergehen? Wie komme ich wieder auf die Beine? Kann ich etwas tun und wenn ja, was, damit das möglichst nicht noch einmal passiert? Wir zeigen Ihnen verschiedene Ansatzpunkte auf, die Ihnen helfen, Ihr Leben nach dem Infarkt neu zu organisieren.

Warum sollte ich eine Lebensbilanz ziehen?

Wenn ein Herzinfarkt oder eine Bypassoperation glücklich überstanden sind, beginnt das zweite Leben. Dieses zweite Leben steht unter der schweren Bürde eines möglichen Re-Infarktes, der häufig tödlich endet. Große Angst und starke Niedergeschlagenheit sind deshalb nur natürliche Reaktionen der Betroffenen. Vor allem Menschen, die vor dem Infarkt ein erfolgreiches und angesehenes Leben führten, sich selbst als unentbehrlichen Grundpfeiler ihrer Familie sowie ihres beruflichen und gesellschaftlichen Umfeldes einschätzten, sind zutiefst verunsichert, wenn sie plötzlich auf andere angewiesen sind. Nun ist auf einmal alles anders. Die Krankheit ist zwar physisch überwunden, mit den psychischen und sozialen Folgen umzugehen muss der Herzinfarktpatient aber erst einmal lernen.

Der Herzinfarkt ist meist ein komplexes, ganzheitliches Geschehen. Die drei Lebensbereiche Bewegung, Ernährung und Entspannung spielen dabei eine zentrale Rolle. Wenn es gelingt, diese drei Bereiche so zu verändern, dass herzfreundlich statt herzfeindlich gelebt wird und natürlich das Rauchen aufgegeben wird, kann dem Herzinfarkt dauerhaft erfolgreich Paroli geboten werden. Auf die Einnahme von Medikamenten kann weitgehend verzichtet werden, wenn das Leben konsequent herzgesund gelebt wird.

Über welche Fragen sollte ich mir klar werden?

Jeder Mensch hat es also selbst in seiner Hand, den Herzinfarkt zu überwinden, indem er seinem Leben eine neue Orientierung gibt. Den Herzinfarkt sollten Sie zum Anlass nehmen, die Ziele und Inhalte Ihres bisherigen Lebens zu überprüfen und neu zu definieren. Diese Neubestimmung des Lebens ist notwendig, weil der bisherige

Lebensablauf mit dafür ausschlaggebend war, dass es zu einem Infarkt kam. Haben Sie sich privat und/oder im Beruf zu viel zugemutet? Hat sich der Einsatz für die Aufgaben gelohnt? Waren Erfolgs- und Geltungsstreben oder andere Gründe dafür verantwortlich? Versuchen Sie in Ihrer Bilanz des bisherigen Lebens herauszufinden, was wirklich für Sie lebenswichtig ist und was Sie Ihrem Herzen zuliebe aufgeben sollten.

Das Kostbarste, das Sie haben, sind Beziehungen zu Ihren Mitmenschen. Haben Sie sich genügend Zeit für Ihre Liebsten, die Ehefrau, den Ehemann, Partner, die Kinder oder für Freunde genommen? Nehmen Sie sich diese Zeit für wichtige Beziehungen, und füllen Sie diese wieder mit neuem Lebensinhalt.

Gehen Sie Gesprächen mit Ihren Mitmenschen – auch über Ihre Krankheit – nicht aus dem Weg und scheuen Sie sich nicht, bei schweren seelischen Problemen fachlichen Rat bei einem Psychologen einzuholen. Nutzen Sie die Chance, Ihre bisherigen Lebensziele neu zu überdenken!

Wie lerne ich, das neue Leben zu gestalten?

Nehmen Sie sich bei allen Ihren zukünftigen Vorhaben Zeit, viel Zeit, die Sie meist vor Ihrem Infarkt nicht zu haben glaubten. Versuchen Sie sich in Geduld zu üben, nach dem Motto: „Der Weg ist das Ziel!". Gläubigen Menschen hilft es häufig, die Bindungen zu ihrer Kirche oder Glaubensgemeinschaft wieder zu vertiefen.

Es ist sicherlich kein leichter Weg, das neue Leben mit der Krankheit zu lernen. Aber Sie werden es schaffen, wenn Sie Ihre Krankheit nicht als Schicksalsschlag sehen, an dem sich nichts ändern lässt, sondern als Chance und Geschenk für ein zweites Leben, das es von nun an sinnvoll zu füllen gilt.

Welche Probleme gilt es in der Partnerschaft zu lösen?

Unter Ehepartnern oder Lebensgefährten sind oft insbesondere drei verschiedene Arten der Verarbeitung eines Herzinfarktes zu beobachten. Einmal gibt es das gemeinsame Verdrängen der Krankheit, das dazu führt, dass man den Infarkt als nichts Gravierendes akzeptieren will und einfach so weiter lebt wie bisher. Es ist klar, dass diese Einstellung mit hoher Wahrscheinlichkeit zum nächsten, vielleicht tödlichen Infarkt führt.

Sodann gibt es die Haltung, dass beide Partner zwar den Herzinfarkt gemeinsam zu bewältigen versuchen, aber dabei permanent in Konflikt miteinander geraten, weil die Krankheit zu einer neuen Rollenverteilung und dauernden Reibereien führt. Etwa wenn der Patient überängstlich ist, sich nur noch bedienen lässt und zum „Pascha" wird. Der Partner wird überlastet. Oder aber der Partner ist überängstlich, „bemuttert" den Partner in jeder Weise und drängt ihn in eine total abhängige, unselbstständige Positition.

Wie arbeitet man den Infarkt gemeinsam am besten auf?
Schließlich gibt es eine dritte Möglichkeit einer partnerschaftlichen Aufarbeitung. Beide Partner behalten ihre eigenen Lebensbereiche, aber alle entscheidenden Phasen der Krankheitsbewältigung durch eine Änderung des Lebensstils werden in der Partnerschaft oder Familie gemeinsam getragen. Dazu gehört ein gemeinsamer Arztbesuch zur Auseinandersetzung mit der Krankheit genauso wie die Teilnahme an einem Erste-Hilfe-Kurs zur Wiederbelebung. Auch Essgewohnheiten müssen geändert werden, das Rauchen darf keine Chance haben, Stress sollte möglichst vermieden werden und Bewegungsaktivitäten einen hohen Stellenwert erhalten.

Wie steht es mit dem Sexualleben?
Sexualität ist eine wichtige Dimension menschlicher Existenz. Ihre Unterbewertung bzw. Verdrängung nach einem Infarkt ist ebenso falsch wie ihre Überschätzung. Es ist verständlich, dass nach dem lebensbedrohlichen Infarkt sowohl beim Patienten wie auch seinem Partner bezüglich sexueller Aktivitäten Ängste und Unsicherheiten auftreten. Es wird befürchtet, dass es nicht mehr so gut geht und so viel Spaß macht wie früher, oder dass es beim Geschlechtsverkehr sogar zum plötzlichen „Liebestod" kommt. Aus wissenschaftlichen Untersuchungen wissen wir, dass die körperliche Belastung bei sexuellen Aktivitäten nicht höher ist als etwa beim intensiven Gehen oder leichten Joggen.

Die Tabuisierung und mangelnde Aufklärung zu diesem Thema führt deshalb häufig zur selbstauferlegten Enthaltsamkeit und bei Männern oft zu Potenzstörungen. Deshalb tun Aufklärung und offene Gespräche über dieses Thema not. Die meisten sexuellen Störungen haben nämlich seelische Ursachen. Zwar können bestimmte Herzmedikamente Potenzstörungen und Orgasmusschwierigkeiten verstärken, dies kann jedoch durch die vorbeugende Gabe von Nitropräparaten vor dem Geschlechtsverkehr ausgeschaltet werden. Ein Sprayhub oder eine Kapsel beugen damit nicht nur einem Angina-pectoris-Anfall vor, sondern fördern auch die Durchblutung im Beckenbereich.

Auch regelmäßiger Ausdauersport trägt zur Erhöhung des Wohlbefindens bei, was wiederum die sexuelle Genussfähigkeit fördert. Die allermeisten Patienten können ihre gewohnte sexuelle Aktivität nach einigen Wochen wieder aufnehmen. Am wichtigsten ist, dass beide Partner auch im sexuellen Bereich offen miteinander umgehen und darüber sprechen. Dann werden Sie bald wieder zu einer sexuell beglückenden

Beziehung finden, in der vielleicht mehr Zeit, Zärtlichkeit und neue Phantasien eine wichtigere Rolle als bisher spielen, sodass die anfangs vorhandenen Ängste bald verschwunden sind.

Wie soll es im Beruf weitergehen?

Zu einer Lebensbilanz nach dem Infarkt gehört sicherlich auch die Frage, wie es mit Ihrem Beruf weitergehen soll. Vor allem dann, wenn die berufliche Tätigkeit ein wichtiger Mosaikstein für den Herzinfarkt war, da Sie sich dem Dauerstress der ständigen Leistungssteigerung aussetzten. Wenn die Genesung nach dem Infarkt oder der Bypass-Operation ohne größere Komplikationen verlief und zuvor keine ausgesprochene Konfliktsituation am Arbeitsplatz bestand, können Sie Ihre frühere berufliche Tätigkeit in der Regel drei Monate nach dem Krankheitsereignis wieder aufnehmen.

Trotzdem sollten Sie auch eine Berufsbilanz machen und sich fragen, ob Sie immer mit Ihren Kräften ökonomisch umgegangen sind? Gelassenheit, Ruhe und Erholung sind durchaus mit guten Leistungen im Beruf zu vereinbaren. Ob die Wiederaufnahme der Berufstätigkeit oder eine Berentung sinnvoll erscheinen, hängt von der Schwere des Infarktes ab.

Manchmal empfiehlt es sich, den Wiedereintritt in das Berufsleben stufenweise zu vollziehen, etwa sechs Wochen lang mit täglich vier Stunden, die dann allmählich erhöht werden. Dies ist nach dem Sozialgesetz durchaus möglich. Vielleicht sollte auch überlegt werden, ob man die bisherige Berufstätigkeit verändert, etwa in eine andere Abteilung der Firma wechselt, wenn die frühere zu stressig war.

Empfiehlt sich ein Schwerbehinderten-Ausweis?

Ob die Beantragung eines Schwerbehinderten-Ausweises sinnvoll ist, hängt von der Schwere des Infarktes ab. Grundsätzlich steht dieser Ausweis jedem Infarktpatienten gesetzlich zu. Er kann beim örtlichen Versorgungsamt beantragt werden, das den Grad der Behinderung (GdB) feststellt. Meist beträgt bei Herzinfarktpatienten der GdB 50 Prozent, woraus sich beruflich einige Erleichterungen ableiten. So besteht ein verbesserter Kündigungsschutz, ein Anspruch auf einen zusätzlichen Jahresurlaub von einer Woche sowie die Möglichkeit, bereits mit Vollendung des 60. Lebensjahres in Rente zu gehen, wenn 35 Versicherungsjahre vorliegen.

Ob nach dem Infarkt eine sofortige Berentung infrage kommt, die etwa bei einem Drittel der Herzpatienten über 50 erfolgt, ergibt sich meist aus der zusammenfassenden Beurteilung der Rehabilitationsklinik. Wenngleich dies natürlich für Jüngere oft ein gravierender Schritt und Einschnitt ist, sollte man auch die Chancen sehen, dass es durch die Rente sicherlich leichter wird, die grundlegenden Änderungen im Lebensstil vorzunehmen.

Was ist eine ambulante Herzgruppe?

Ambulante Herzgruppen gibt es seit 1971, als durch den Sportverein Hamburger Turnerschaft von 1814 die erste Rehabilitationssportgruppe für Herzkranke gegründet wurde. Heute gibt es in Deutschland mittlerweile etwa 5000 Herzgruppen, die deshalb ambulant heißen, weil sie beweglich organisiert sind, also dort entstehen, wo sich Menschen mit ähnlichen Herzkrankheiten in besonderen Gruppen vor allem zum Sporttreiben zusammenfinden. Die 5000 Herzgruppen reichen aber immer noch nicht aus. Die „Deutsche Gesellschaft für Prävention und Rehabilitation von Herz-Kreislauferkrankungen“ e.V. (DGPR) schätzt, dass für eine optimale flächendeckende Versorgung aller Herzpatienten ca. 8000 Herzgruppen erforderlich sind, wobei eine Herzgruppe pro 12 000 Einwohner zugrundegelegt wird. Diese Herzgruppen umfassen im Durchschnitt zwischen 15 und 25 Patienten nach einem Infarkt oder einer Bypass-Operation und sind meist Sportvereinen angegliedert, manchmal aber auch Volkshochschulen oder anderen Trägern. Die vorgeschriebene Anwesenheit eines Arztes während des Sports ist einer der Vorteile einer Herzgruppe. Im Notfall kann sofort medizinische Hilfe geleistet werden.

Die methodisch-didaktische Gestaltung des Programms der Herzgruppen sorgt jedoch für ein verschwindend geringes Akutgeschehen.

Was bringt mir eine Herzgruppe?

In der Regel treffen sich Herzpatienten am oder in der Nähe ihres Wohnorts einmal pro Woche für zwei Stunden zum gemeinsamen Sport und Spiel.

Eine Einstimmungsphase mit Lockerungsgymnastik, Atem- und Entspannungsübungen wird von einem Gymnastikteil mit Dehnübungen, Koordinationsgymnastik und dosierten Kraftübungen abgelöst. Diese dienen der Verbesserung der Beweglichkeit, Koordination und muskulären Beanspruchung.

Dem schließt sich eine Ausdauereinheit an, in der durch allmähliche Belastungssteigerung die Ausdauerfähigkeit verbessert wird. Diese Ausdauereinheit entfällt allerdings für Herzpatienten mit schweren Herzschädigungen. Eine Ausklangsphase mit kleinen Spielen, gymnastischen Lockerungs- und Beweglichkeitsübungen rundet die Doppelstunde ab. Bezüglich der körperlichen Belastung im Sport wird bei der Aufnahme in eine Herzgruppe nach dem Grad der Herzinfarkt-Schwere zwischen

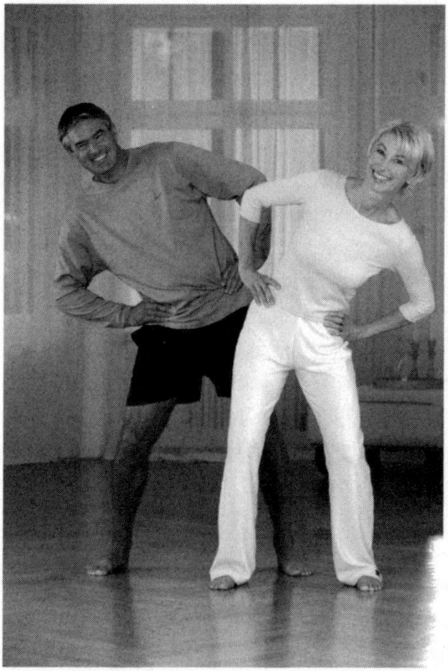

Genau dosierte Sportprogramme in einer ambulanten Herzgruppe unter ärztlicher Aufsicht stärken nach einem Infarkt Selbstvertrauen und Lebensfreude.

Übungsgruppen und Trainingsgruppen unterschieden. Während die Teilnehmer der Übungsgruppen bis maximal 75 Watt bzw. weniger als ein Watt pro Kilogramm Körpergewicht belastet werden dürfen, müssen die Patienten der Trainingsgruppen mindestens 75 Watt bzw. ein Watt pro Kilogramm Körpergewicht beim Rad-Ergometertest bestehen.

Gelegentlich gibt es auch gemischte Gruppen, wenn aus personellen oder räumlichen Gründen weder mit einer Übungs- noch Trainingsgruppe allein eine normale Gruppenstärke von ca. 20 Teilnehmern erreicht wird.

In der Geborgenheit der Gruppe und unter Aufsicht des Sportlehrers und Arztes kann man jedenfalls wieder lernen, sich angemessen sportlich zu belasten. Das ist deshalb wichtig, weil gerade Herzpatienten große Ängste haben und sich oft nichts mehr zutrauen. Unter kompetenter Überwachung und zusammen mit Gleichgesinnten ist es viel leichter, wieder neues Selbstvertrauen zu gewinnen.

Was wird noch in einer Herzgruppe geboten?

Ganz wichtig ist, dass in den Herzgruppen zusätzlich zum Sport Entspannungsverfahren praktiziert werden und die Teilnehmer in Gruppengesprächen infarktrelevante psychologische, soziale und ernährungskundliche Fragen aufarbeiten. Die Geselligkeit kommt dabei nicht zu kurz, denn häufig führen die Herzgruppen-Teilnehmer auch gemeinsame Wochenendausflüge, Wander- oder Skifreizeiten durch. Die regelmäßigen Zusammenkünfte geben einen mitmenschlichen Rückhalt, dessen Bedeutung für die Lebensqualität groß ist.

Sport, Kochen und Entspannung gehen durch die Regelmäßigkeit der Ein- und Ausübung allmählich in Fleisch und Blut über. Die Gruppenstunden in den ambulanten Herzgruppen sind gewissermaßen ein wöchentlicher Auffrischungskurs, in dem man immer wieder an wichtige Bereiche der Lebensstiländerung durch praktisches Tun erinnert wird. Die gemeinsamen sportlichen Übungen sollen zur eigenständigen Sportausübung mindestens zweimal pro Woche animieren. Das gemeinsame Kochen soll die herzgerechte Küche vermitteln, und die Entspannungsübungen sollen dazu befähigen, die Entspannung zu einer regelmäßigen Gewohnheit werden zu lassen. Deshalb ist es nicht verwunderlich, dass Mitglieder der Herzgruppen im Vergleich zu Nichtmitgliedern eine höhere Lebenserwartung haben.

Wo gibt es nähere Auskünfte?
Die Kosten für die Teilnahme an der Herzgruppe werden bis zu drei Jahren von der Krankenkasse oder dem Rentenversicherungsträger getragen.

Danach sollte der Herzpatient fähig sein, auch ohne ärztliche Überwachung in einem Sportverein privat weiterzumachen. Wer an einer solchen Herzgruppe teilnehmen möchte, sollte seinen Arzt danach fragen oder sich beim Gesundheitsamt oder der Landesarbeitsgemeinschaft seines Bundeslandes (LAG) erkundigen (siehe Anhang mit Anschriften Seite 151 ff.), wo die nächste Herzgruppe in der Nähe seines Wohnortes zu finden ist.

Wie schaffe ich es, mit dem Rauchen aufzuhören?

Es gibt viele Gründe, mit dem Rauchen aufzuhören. Die Einsicht ist auch bei den meisten da, aber dennoch klappt es oft nicht. Immerhin schaffen es trotzdem 70 Prozent der Herzinfarktpatienten mit dem Rauchen Schluss zu machen, aber ein Drittel etwa wird wieder rückfällig. Am besten gelingt der Einstieg in die Zigarettenabstinenz auf der Intensivstation, wo das Rauchen absolut verboten ist.

Die zweite Chance ergibt sich in der Reha-Klinik während des Anschlussheilverfahrens. Im Kreis von Mitpatienten und Leidensgenossen und frei von beruflichen oder familiären Einflüssen und Belastungen fällt es einfach leichter. Zumal in der Reha-Klinik mit Nichtraucher-Gruppen, psychologischer Beratung und Programmen zur gesunden Ernährung und regelmäßigen Bewegung viele unterstützende und begleitende Maßnahmen zur Verfügung stehen.

Warum muss ich sofort mit dem Rauchen aufhören?
Ist der Herzinfarkt da, gibt es nur eine Lösung: Sofort aufhören! Wer weiterraucht, bahnt dem meist tödlichen Zweitinfarkt den Weg. Je später das Aufhören erfolgt, desto höher das Risiko. Umgekehrt hat sich spätestens nach fünf Jahren Nichtrauchens das Risiko für einen Reinfarkt dem des Nichtrauchers angeglichen. Herzpatienten, die nach einem Herzinfarkt sofort mit dem Rauchen aufhören, haben ein um bis zu 50 Prozent geringeres Risiko, erneut einen Infarkt zu erleiden, als weiterrauchende Patienten.

Schritt für Schritt zum Nichtraucher

- Bewegen Sie sich mehr, möglichst in einer Ausdauersportart! Sport und Bewegung sind gesund und machen Spaß. Betreiben Sie den Sport vor allem immer dann, wenn sich Phasen der Müdigkeit, Abgespanntheit oder Nervosität einstellen, in denen man zur Zigarette greift.
- Sorgen Sie für ausreichenden nächtlichen Schlaf! Wer ein Schlafdefizit mit sich herumschleppt und oft übermüdet ist, greift gern zur Zigarette, um sich wieder aufzuputschen.
- Stellen Sie Ihre Ernährung um! Es hat sich herausgestellt, dass das Bedürfnis sinkt, sich nach dem Essen eine Zigarette anzuzünden, wenn man viel Salat, Gemüse und Obst isst.
- Verändern Sie Ihre Trinkgewohnheiten! Trinken Sie mehr als sonst; vor allem Mineralwässer, ungezuckerte Fruchtsäfte oder Tees. Alkoholische Getränke sollten Sie tunlichst meiden, weil sie das Bedürfnis nach einer Zigarette wecken.
- Versuchen Sie sich regelmäßig zu entspannen! Progressive Entspannung, autogenes Training oder Yoga erleichtern oft das Aufhören durch eine Fülle von neuen körperlichen und seelischen Erfahrungen.
- Sorgen Sie auch für oralen Trost! Weil Rauchen oral, d. h. über den Mund erfolgt, sollten Raucher als Ersatzbefriedigung immer Kaugummis, Bonbons ohne Zucker oder Ähnliches zum Kauen bereithalten.
- Greifen Sie notfalls zu Nikotinersatzstoffen! Nikotinkaugummi und Nikotinpflaster mildern die Entzugserscheinungen.
- Auch alternative Methoden wie z. B. Akupunktur oder Hypnose können helfen.
- Belohnen Sie sich selbst, wenn Sie es geschafft haben mit dem Rauchen aufzuhören, und freuen Sie sich über jeden rauchfreien Tag! Gehen Sie mit Ihren Lieben oder Freunden aus, und entwickeln Sie neue Aktivitäten.

„Leicht“ rauchen ist keine Lösung
Wundermittel für das Aufhören mit dem Rauchen gibt es leider nicht. Untersuchungen des Nationalen Krebsforschungsinstituts in USA haben gezeigt, dass Raucher mit milderen oder leichteren Zigaretten, den so genannten „Lights“ mit weniger Nikotin- und Teergehalt, letztendlich auf die gleiche Giftmenge kommen, weil sie tiefer und länger inhalieren und somit das gleiche Risiko für Herzinfarkt, Schlaganfall und Raucherbeine haben.

Sport schützt nicht vor Herzinfarkt und Lungenkrebs; er kann aber die Chance bieten, durch ein erhöhtes Körper- und Gesundheitsbewusstsein eine kritischere Haltung zum Rauchen zu gewinnen und vielleicht ganz damit aufzuhören.

Wie lerne ich, mich zu entspannen?

In unserer hektischen Zeit haben es viele verlernt, sich zu entspannen. Entspannung ist genau das Gegenteil von Stress. So wie sich Stress auf den ganzen Menschen auswirkt, auf seinen Geist, seine Seele und seinen Körper, muss auch die Entspannung den ganzen Menschen erfassen. Für die Gesundheit und das Wohlbefinden eines Menschen ist ein ausgewogenes Verhältnis von Anspannung und Stress sowie Entspannung und Muße unerläßlich. Unter permanenter Spannung zu stehen heißt psychosomatische Beschwerden zu provozieren bis hin zum Herzinfarkt.

Welche Verhaltensweisen gibt es gegen Stress?
Versuchen Sie, in der Gegenwart zu leben und diese Gegenwart bewusst zu erleben. Vermeiden Sie die Überbewertung der Vergangenheit und Zukunft!

Akzeptieren Sie von außen kommende Stressfaktoren, die Sie sowieso nicht ändern können. Analysieren Sie die Stresssituation und setzen Sie sich dazu neue, realistische Verhaltensziele!

Reduzieren Sie alle Stresssituationen, die Ärger, Druck und ständiges Angespanntsein bewirken. Sowohl im Beruf durch zu großen Ehrgeiz und Überschätzung der eigenen Leistungsfähigkeit als auch in den persönlichen Beziehungen durch emotionale Spannungen, Feindseligkeiten und die Unterdrückung von Gefühlen.

Versuchen Sie loszulassen und nicht immer perfekt und der Erste zu sein. Seien Sie aktiv und angespannt, wo es Ihnen als sinnvoll erscheint, aber geben Sie nach und lassen Sie los, wenn Sie die Anstrengung nicht weiterbringt. Entspannen Sie sich vor allem auch dadurch, dass Sie Ihre Arbeit, Freizeit, sportliche Betätigung, Ruhe, Muße und Ihren Schlaf in ein ausgewogenes Verhältnis zueinander bringen.

Welche Entspannungstechniken sind besonders geeignet?

Weil es vielen Menschen nur schwer gelingt, diese grundlegenden Verhaltensänderungen in die Praxis umzusetzen, sollen hier die vier wichtigsten Entspannungstechniken kurz dargestellt werden. Sowohl die progressive Tiefmuskelentspannung, als auch das autogene Training sowie Yoga und Ausdauersport sind geeignet, einen Herzinfarkt zu vermeiden oder zu überwinden. Alle vier Methoden gehen davon aus, dass sich physische und psychische Vorgänge gegenseitig beeinflussen. Über Muskelentspannung, Atmungsaktivierung und Herz-Kreislauf-Regulierung lassen sich somit Ausgeglichenheit, Zufriedenheit und psychische Entlastung herbeiführen.

Was ist progressive Tiefmuskelentspannung?

Diese Entspannungstechnik, oft auch einfach als Tiefmuskelentspannung oder neuromuskuläre Relaxation bezeichnet, zielt auf eine ganz bewusste Entspannung der Körpermuskulatur ab. Sie ist besonders geeeignet für Menschen, denen es leichter fällt, bei körperlicher Aktivität zu entspannen als durch meditative Konzentration.

Es geht darum, den Gegensatz zwischen Anspannung und Entspannung zu erspüren, eine Sensibilität für körperliche Spannung zu entwickeln, um dadurch einen tiefen physischen und psychischen Entspannungszustand zu erreichen. Bei der Durchführung dieser Entspannungsmethode werden im Sitzen oder Liegen der Reihe nach verschiedene Körpermuskeln jeweils fünf bis acht Sekunden lang angespannt und dann wieder für 20 bis 30 Sekunden entspannt. Durch diesen Wechsel kommt es zu einem geringeren Muskeltonus, der bei Erregung, Nervosität oder Stress erhöht ist.

Positive Folgen dieser Entspannungsfähigkeit sind eine tiefere und langsamere Atmung, ein geringerer Sauerstoffverbrauch, eine Erweiterung der Blutgefäße, eine Absenkung der Herzfrequenz und des Blutdrucks.

Was ist autogenes Training?

Durch die auch konzentrative Selbstentspannung genannte Methode kann man mit Konzentration auf bestimmte Körperregionen autosuggestiv die Muskelspannung, Durchblutung, Atmung und Herztätigkeit beeinflussen und damit innere Ruhe, Gelassenheit und psychische Entspannung herbeiführen. Es sind bestimmte Körperempfindungen wie Schwere, Wärme, ruhiger Herzschlag und harmonische Atmung, die allein durch Selbstgespräche und Konzentration in Gang gesetzt werden und Gefühle der Entspannung und des Stressabbaus hervorrufen. Zur Grundstufe des Entspannungsprogramms, das im Liegen oder Sitzen durchgeführt werden kann, gehören sechs Übungen: die Schwereübung, Wärmeübung, Atemübung, Sonnengeflecht- bzw. Bauchorganeübung und Stirn-Kühleübung. Herzpatienten ist von der sechsten, der Herzübung, abzuraten, weil der Herzschlag zu langsam werden kann.

Nach einem Grundkurs, den man unbedingt unter erfahrener fachlicher Anleitung absolvieren sollte, kann man die Übungen zu Hause vertiefen. Wer durchhält und das autogene Training regelmäßig praktiziert, hat eine exzellente Möglichkeit, sich zu entspannen und Stress abzubauen.

Wie wirkt Yoga als Entspannungstechnik?

Der klassische Yoga stammt aus Indien und ist ursprünglich eine Lehre zur Bewusstseinsveränderung mit dem Ziel, ein Gleichgewicht zwischen Körper, Seele und Geist herzustellen und zu vollkommener Selbsterkenntnis zu gelangen.

Der bei uns gebräuchliche Hatha-Yoga soll mit Hilfe von Atemübungen, körperlichen Übungen und Meditation die polaren Kräfte von Geist und Körper ins Gleichgewicht bringen. Der philosophische Gedanke der Yoga-Lehre zielt darauf ab, dass Geist und Seele mit dem Körper eins werden, um von innen heraus die ganze Person und damit auch Probleme wie Stress, Muskelverspannungen, Nervosität und schlechte Durchblutung positiv zu beeinflussen.

Asanas sind Körperübungen, die zur Dehnfähigkeit und Kräftigung dienen und langsam, bewusst und gleichmäßig ausgeführt werden sollen. Dabei soll an bestimmten Stellen einer Übung ein- oder ausgeatmet werden. Zu ihrer Ausübung braucht man übrigens keineswegs akrobatische Fähigkeiten. Einige grundlegende Asanas finden Sie auf Seite 96f. Yoga-Übungen zielen vor allem auf eine Verbesserung der Atmung, den Wechsel von Anspannung und Entspannung, die Förderung der Beweglichkeit sowie der geistig-seelischen Konzentration ab. Yoga ist deshalb auch hervorragend für Herzpatienten geeignet.

Inwiefern dient Ausdauersport der Entspannung?

Der Ausdauersport wird meist nicht genannt, wenn es um Abbau von Stress, Entspannung, Ausgeglichenheit, Steigerung des körperlichen und geistig-seelischen Wohlbefindens geht. Dabei ist bekannt, dass man sich mit regelmäßigem und richtig dosiertem Ausdauersport wie etwa Schwimmen, Jogging oder meditativem Jogging, Skilanglauf sowie Wandern ausgezeichnet entspannen kann.

Auch stellt sich nach einer sportlichen Anstrengung ein wohliges Gefühl der Ruhe, Entspannung und Ausgeglichenheit ein. Das ist die seditative, beruhigende Wirkung des Ausdauersports, bei dem ähnliche Prozesse ablaufen wie bei den anderen Entspannungstechniken.

Was muss ich auf Reisen und in der Sauna beachten?

Sechs bis acht Wochen nach dem akuten Infarkt darf man im Regelfall wieder Auto fahren. Alte Verhaltensweisen wie Rasen, Hektik, permanenter Drang zum Überholen müssen abgelegt werden. Steigen Sie auf öffentliche Verkehrsmittel um. So werden Stresssymptome wie Pulserhöhung, Blutdrucksteigerung und vermehrte Ausschüttung von Adrenalin ausgeschaltet. Auch sollten Stauzeiten und -routen gemieden werden. „Reisen statt Rasen" heißt die Devise! Herzmedikamente beeinträchtigen die Fahrtüchtigkeit in der Regel nicht.

Wohin darf ich reisen?

In den ersten Monaten nach dem Infarkt sollten Herzpatienten eher in Gebieten mit einem Schonklima statt Reizklima Urlaub machen. Vorsicht ist auch bei Flugreisen in Gebiete mit größeren Zeitverschiebungen und extremen Klimaunterschieden, etwa mit feuchtheißen, subtropischen oder extrem kalten Temperaturen, geboten.

Die Ostsee ist also geeigneter als die Nordsee und mittlere Höhen sind günstiger als Hochgebirgslagen über 1500 Meter. Sonne, Trockenheit, geringe Schwüle oder Nebel sind für Herzpatienten besonders gut verträglich und oft in Höhenlagen zwischen 1000 und 1500 Metern anzutreffen. Im Übrigen sollte für den Urlaub von Herzpatienten die Maxime gelten, dass die aktive Erholung mit einem ausgewogenen Verhältnis von körperlicher Aktivität und Entspannung im Vordergrund steht. Auch der Skiurlaub ist bei guter Rekonvaleszenz nach einem Jahr wieder möglich.

Sind Flugreisen möglich?

Eine Flugreise von einer bis drei Stunden in modernen Jets mit Druckausgleich kann bei einem nicht allzu schweren Infarkt bereits wieder nach sechs bis acht Wochen in Betracht gezogen werden. Längerdauernde Interkontinentalflüge aber sollten nach Empfehlungen der Luftfahrtbehörde IATA nicht vor Ablauf eines halben Jahres angetreten werden. Patienten mit täglich schweren Angina-pectoris-Anfällen, starken Rhythmusstörungen oder einer ausgeprägten Herzinsuffizienz sollten möglichst überhaupt nicht mehr fliegen. Ansonsten sind die Risiken beim Fliegen selbst meist geringer als der Stress und die Anspannungen der unmittelbaren Reisevorbereitung einschließlich des Weges zum Flughafen. Dieser Stress kann jedoch durch langfristige Planung und rechtzeitige Vorbereitungen ausgeschaltet werden.

Sind Schwimmen, Sauna und Sonnenbad sinnvoll?

Etwa drei Monate nach dem Infarktereignis dürfen Sie wieder in die Sauna, wenn es keine Komplikationen gab und weder Herzschwäche noch Bluthochdruck vorliegen.

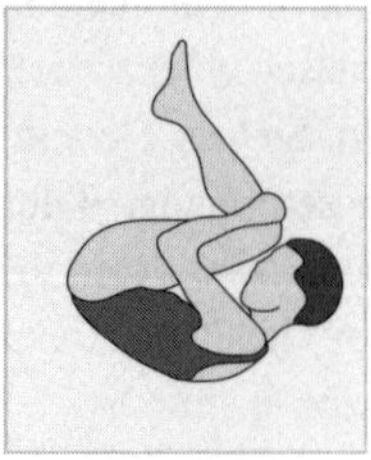

Yoga-Rolle

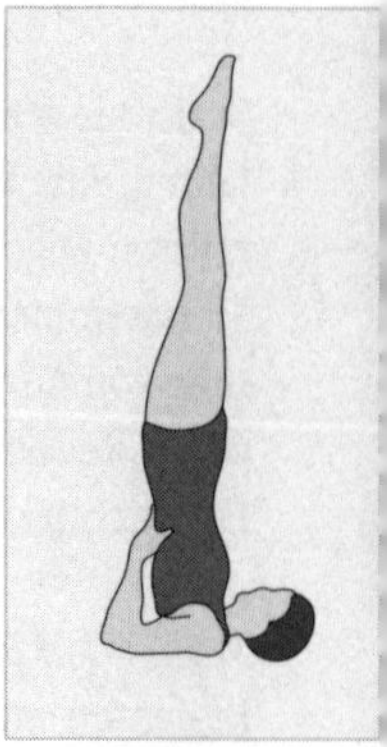

Kerze

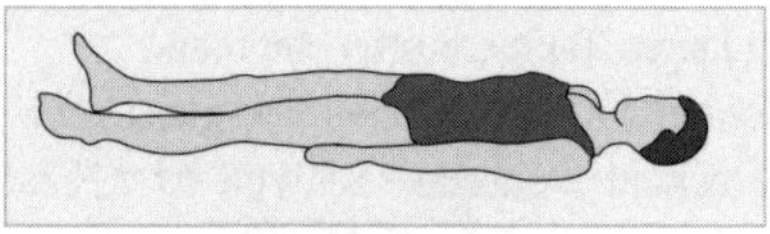

ruhige Lage

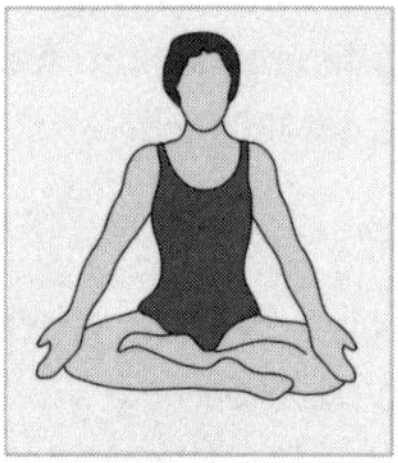

Symbol der Ganzheit

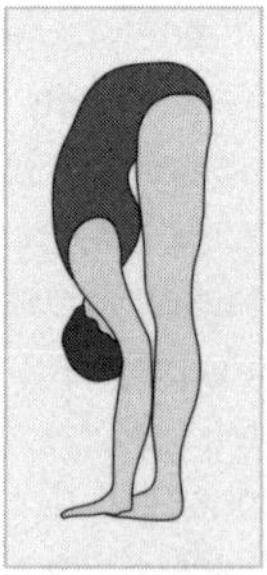

Knickfuß, stehend

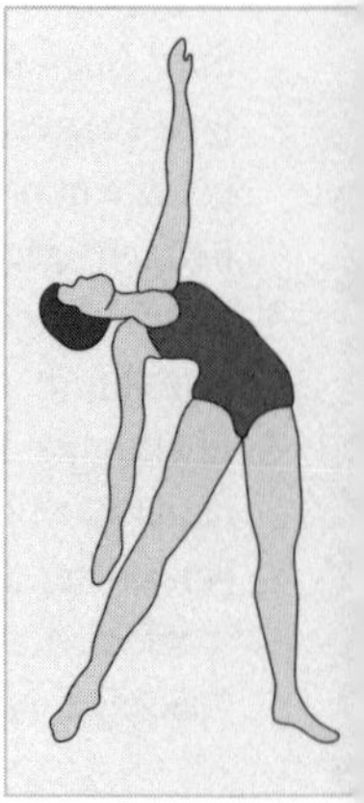

Dreieck

Diese elf klassischen Asanas (Übungen) bilden den so genannten Yoga-Kreis.

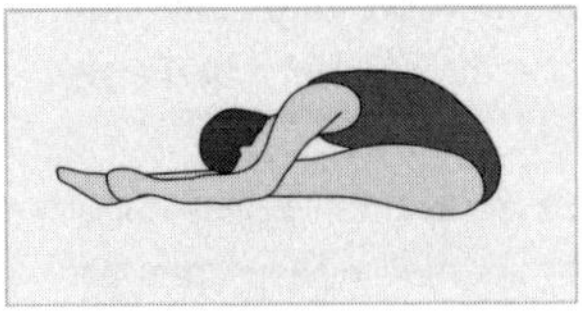

Knickfuß, sitzend

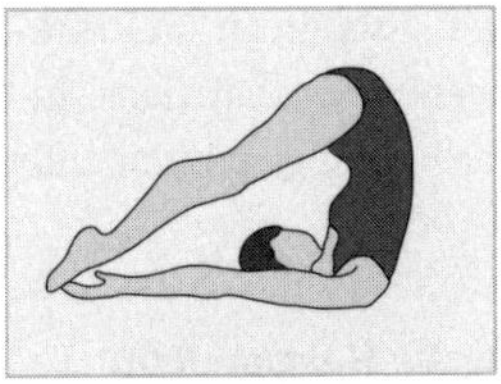

Pflug

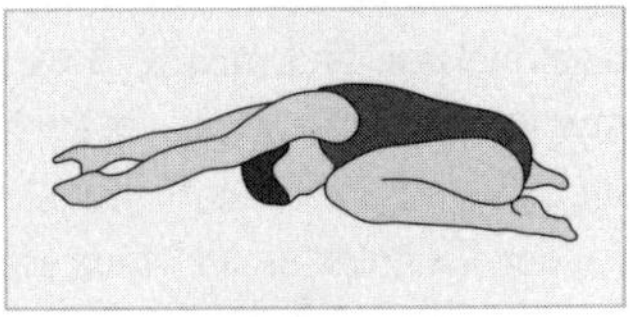

Panther

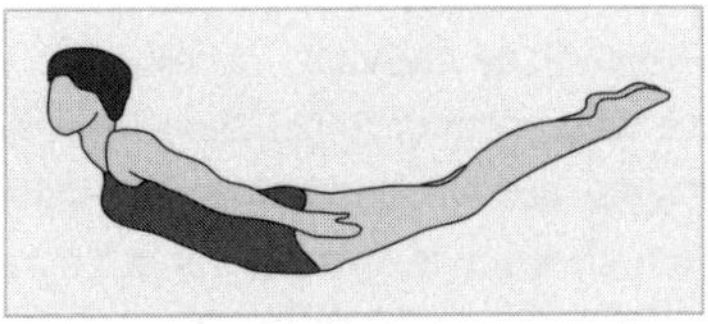

Libelle

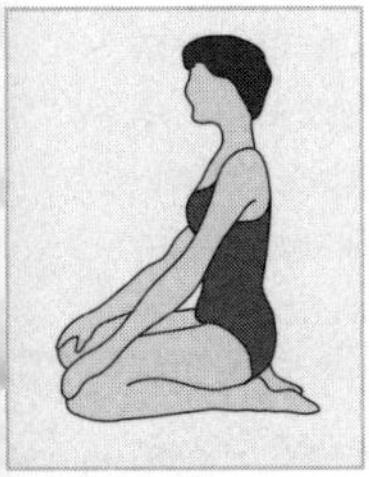

Diamantsitz

Das Saunabad hat anregenden Effekt auf das Herz-Kreislauf-System und kann gut in das Sport- und Fitnesstraining eingebaut werden. Die Pulsbeschleunigung entspricht einem milden Herz-Kreislauf-Training von etwa 50 Watt auf dem Fahrradergometer oder normalem Gehen. Im ersten Halbjahr sollte jedoch das Tauchbecken vermieden werden, da dieses eine sofortige Gefäßverengung bewirkt und damit eine plötzliche Widerstandserhöhung und übermäßige Belastung für das Herz herbeigeführt wird.

Beim Sonnenbaden sollten Sie darauf achten, dass Sie als Herzpatient gegen starke Hitze empfindlicher sind. Sie sollten sich deshalb noch mehr als andere Menschen vor langer Sonnenbestrahlung schützen und Ihre Sonnenbäder vorsichtig dosieren. Das gilt auch für das Sonnenbad im Solarium. In der sonnenarmen Jahreszeit kann die künstliche Sonne durchaus einige positive Effekte für die Gesundheit haben.

Sport und Bewegung als Herzmedizin

Die Schutzwirkung von Sport und Bewegung für das Herz ist heute unumstritten. Inzwischen belegen viele groß angelegte wissenschaftliche Untersuchungen, dass regelmäßiges und richtig dosiertes Sporttreiben ein ganz hervorragendes Mittel sowohl zur Vorbeugung wie auch zur Nachsorge eines Herzinfarktes ist. Diese Untersuchungen haben eindrucksvoll gezeigt, dass Bewegungsmangel ein ganz entscheidender Risikofaktor für einen Herzinfarkt ist. Der deutsche Herzspezialist Professor Halhuber hat es in der Erkenntnis zusammengefasst:

„Bewegungsmangel, häufig in Kombination mit Fehlernährung und Übergewicht, Rauchen und Stress, ist eine weitverbreitete, krankmachende Lebensbedingung und ein Hauptrisikofaktor für Herz-Kreislauf-Krankheiten."

Positiv ausgedrückt: Körperliche Aktivität, insbesondere in der Form von Ausdauerbewegungen, trägt ganz wesentlich dazu bei, dass Sie besser vor einem Herzinfarkt geschützt sind. Die umfangreichen wissenschaftlichen Studien, insbesondere von Paffenbarger und Blair in den USA sowie von Morris in England, haben dabei herausgefunden, dass die Herzinfarktrate um 50 bis 60 Prozent gesenkt werden kann, wenn eine regelmäßige und richtig dosierte sportliche Aktivität erfolgt! Auch wenn Risikofaktoren vorlagen, wie z. B. erbliche Vorbelastung, Bluthochdruck und zu hohe Cholesterinwerte, waren Häufigkeit und Verlauf der Herzerkrankungen bei den Bewegungsaktiven wesentlich günstiger als bei den sportlich Inaktiven!

Das heißt: Regelmäßiges Ausdauertraining stellt einen von den anderen Risikofaktoren weitgehend unabhängigen, eigenständigen Herzschutz dar!

Ist eigentlich jede Bewegung für unser Herz gut?
Viele glauben, jede körperliche Aktivität oder Sport schlechthin sei gesundheitlich wertvoll, wenn man dabei nur kräftig ins Schwitzen gerät. Daraus folgt die Ansicht, Gartenarbeit, viel Bewegung im Haushalt, Radfahren oder Spazierengehen hätten für die Verhütung von Herz-Kreislauf-Krankheiten einen großen Wert. Diese Art von Bewegung ist zwar besser als körperliches Nichtstun, ein echter Schutz vor einem Herzinfarkt tritt jedoch nur ein, wenn ein Ausdauersport ausgeübt wird. Dabei müssen Trainingsprinzipien eingehalten werden.

Welche Ausdauerbewegungen wirken als Schutzfaktor für unser Herz?
Bei sportlichen Bewegungen unterscheidet die Sportwissenschaft fünf so genannte Hauptbeanspruchungsformen:
- Ausdauer
- Kraft
- Beweglichkeit
- Schnelligkeit
- Koordination

Jede Beanspruchungsform hat ihre Bedeutung im Hinblick auf die Zielstellung und ruft enstprechende Trainingswirkungen hervor. Zur Verbesserung der Herz-Kreislauf-Funktionen aber sind nur solche Bewegungen geeignet, die die allgemeine und aerobe Ausdauer trainieren. Allgemein heißt dabei, dass nicht nur einzelne Muskeln des Körpers, z. B. der Bizeps, trainiert werden, sondern mindestens 17 Prozent aller Körpermuskeln. Das ist vor allem bei den Ganzkörpersportarten wie Schwimmen oder Skilanglauf der Fall. Ein Arm umfasst beispielsweise nur etwa fünf Prozent aller Muskeln, ein Bein dagegen schon 19 Prozent.

Aerob ist eine Bewegung dann, wenn die Muskeln ihren Energiebedarf während der gesamten Bewegungsdurchführung mit Sauerstoff abdecken, sodass sich Sauerstoffaufnahme und Sauerstoffverbrauch die Waage halten. Aus diesem Zusammenhang wird ersichtlich, dass es nur die aeroben Ausdauersportarten sind, die für große Mengen an Sauerstoff im Organismus sorgen und damit die Arbeitsweise des Herz-Kreislauf-Systems optimieren.

Zu ihnen gehören insbesondere intensives Gehen bzw. Walking und Wandern, Schwimmen, Jogging, Radfahren, Skilanglauf und Skiwandern, Training mit Ausdauer-Fitnessgeräten.

Suchen Sie sich eine der herzschützenden Ausdauersportarten, die Ihnen Spaß macht. Auch Tennis kann gegebenenfalls als Ausdauersport ausgeübt werden, wenn es longline und ohne Stress gespielt wird.

Welche Sportart? Entscheidend für den Herzinfarktpatienten ist der Ausdauer-Anteil

Sportart	Ausdauer	Kraft	Schnelligkeit	Koordination	Nutzen	Risiken
Intensives Gehen (Walking)	++++	+	+	++	Verbessert die Kondition. Führt zu Blutdruck-und Cholesterinsenkung. Gelenkschonend, überall durchführbar	Keine, denn gehen kann jeder. Keine Verletzungsgefahr.
Schwimmen	++++	++	+	++	Verbessert die Kondition. Senkt Blutdruck, verbessert Lipidmuster. Psychisch ausgleichend. Gelenke und Wirbelsäule werden entlastet.	Praktisch keine, Halswirbelsäulenbeschwerden durch Kopfhaltung beim Brustschwimmen.
Jogging (Dauerlauf)	++++	+	+	++	Verbessert die Kondition. Senkt Blutdruck und LDL-Cholesterin. Erhöht HDL-Cholesterin. Psychisch ausgleichend.	Überlastung der Gelenke bei falscher Lauftechnik und bei hohem Gewicht. Verstauchungen, Ermüdungsbrüche (Mittelfuß).
Radfahren	++++	++	+	++	Verbessert die Kondition. Senkt Blutdruck, verbessert Lipidmuster. Psychisch ausgleichend. Entlastet Hüften, Knie- und Fußgelenke.	Unfallgefahr, Verspannungen von Nacken- und Rückenmuskulatur. Im Übermaß Belastung für Knie- und Fußgelenke.
Wandern	++++	+	+	++	Verbessert die Kondition Hilft beim Abnehmen, fördert soziale Kontakte. Senkt Blutdruck, verbessert Lipidmuster.	Praktisch keine, bei zu langen Strecken Gelenküberlastungen.
Ski-Langlauf	++++	++	+	+++	Verbessert die Kondition. Senkt Blutdruck, verbessert Lipidmuster. Schult Gleichgewichtssinn. Gelenke werden geschont.	Sturzgefahr gering. Skiverletzungen bei Langlauf! Bänderzerrung.
Rudern/ Paddeln	++++	++	+	++	Verbessert die Kondition. Senkt Blutdruck, verbessert Lipidmuster. Entwickelt praktisch alle Muskelgruppen.	Muskelzerrungen, Sehnenscheidenentzündungen. Insgesamt geringe Risiken.
Gymnastik (Aerobic)	++	++	+++	++++	Beweglichkeit und Geschicklichkeit werden verbessert.	Manche Übungen belasten die Wirbelsäule.
Training auf Ausdauer-Fitnessgeräten	++++	++	+	+++	Verbessert Kondition. Senkt Blutdruck und Cholesterinwerte. Gelenkbelastend. Gut zum Abnehmen. Jederzeit durchführbar.	Keine Verletzungsgefahr. Keine Überlastungsgefahr, da Belastung dosierbar.

Sportart	Ausdauer	Kraft	Schnelligkeit	Koordination	Nutzen	Risiken
Tennis	++	+	++	++++	Beweglichkeit, Reaktion, Gewandtheit werden verbessert.	Muskelzerrungen, Knie-, Knöchelverletzungen, „Tennisarm", Stress, Überlastungsgefahr. Zerrungen im Ellbogen.
Ski alpin	+	+++	+	++++	Koordination, Gewandtheit werden verbessert. Psychisch entspannend, gesellig.	Verletzungen 1 bis 2% mit Dauerschäden. Alpine Gefahren. Sturzgefahren.
Volleyball	+++	++	+++	+++	Verbessert Reaktion, Beweglichkeit, Ausdauer. Fördert soziale Kontakte.	Verletzung am Fuß,Bänderrisse. Stauchungen auch an der Hand! Wettbewerbsdruck.
Golf	++	+	+	++	Bis ins hohe Alter durchführbar. Im hügeligen Gelände ohne Hilfe Konditionsverbesserung. Psychisch ausgleichend. Fördert soziale Kontakte.	Praktisch keine. Zwischenfälle beruhen fast immer auf dem fortgeschrittenen Alter der Spieler (gesundheitliche Probleme). Muskelzerrung.
Reiten	++	++	+	++	Schulung von Gleichgewichtssinn, Kraft und Gewandheit. Konditionseffekt eher gering. Psychisch ausgleichend. Fördert soziale Kontakte.	Stürze, Verletzungen, eine der gefährlichsten Sportarten. Bei Sturz Kopf-, Schulter-, Wirbelsäulenverletzungen.

Andere Sportarten, etwa Golf, Tanzen oder Kegeln, können zwar herrlich entspannend sein, führen aber nicht zu der wichtigen gleichmäßigen dosierten Belastung des Herzens. Deshalb sollte zusätzlich eine Ausdauersport ausgeübt werden.

Wie lange, wie intensiv, wie oft soll man trainieren?

Die genannten Ausdauersportarten sind nur für Herzpatienten geeignet, die in der Reha-Klinik darauf vorbereitet wurden und/oder das Belastungsniveau einer Trainingsgruppe mit mindestens 75 Watt bzw. ein Watt pro Kilogramm Körpergewicht erreichen.

Dann jedoch gilt es, die drei goldenen Trainingsregeln von Dauer, Intensität und Häufigkeit zu beachten, um in optimaler Weise sowohl präventiv wie auch rehabilitativ gegen einen Herzinfarkt vorzugehen.

Zehn Minuten sind die Untergrenze

Die Dauer einer Bewegung ist von ganz entscheidender Bedeutung für die Funktionstüchtigkeit des Herz-Kreislauf-Systems. Genügen bereits zehn Minuten Ausdauersport, oder muss ich länger durchhalten? Grundsätzlich gilt: Mehrmals in der Woche mit kürzerer Dauer ist wirksamer und effektiver als nur ein- bis zweimal von längerer Dauer. Zunächst sollte man jede sportliche Betätigung mit einer Vorbereitungs- und Aufwärmphase mit Dehn- bzw. Stretchingübungen einleiten. Dadurch werden die Muskeln gut vorgedehnt und besser durchblutet und sind auf die nachfolgenden Belastungen eingestellt. Diese Vorbereitungsphase sollte zwischen fünf und zehn Minuten dauern, danach beginnt der eigentliche Ausdauersport.

Der Körper muss etwa fünf Minuten mit allmählich ansteigenden Anforderungen belastet werden, bis er sich voll auf die angestrebte Belastung eingestellt hat. Diese sollte mindestens noch einmal fünf Minuten fortdauern, damit es zu positiven Trainingswirkungen für Herz, Kreislauf und Atemsystem kommt. Zehn Minuten sollten also die Untergrenze für die Ausübungsdauer des herzschützenden Ausdauersports sein, mit der Aufwärmphase also ca. 15 Minuten.

In Abhängigkeit von der Sportart, vom Alter und vom Gesundheitszustand des Herzpatienten kann im ersten Vierteljahr die Untergrenze von zehn Minuten Ausdauersport allmählich um etwa zwei Minuten pro Woche gesteigert werden. Nach einem Vierteljahr ist dann die optimale Trainingszeit von 20 bis 30 Minuten erreicht. Während für das Schwimmen 20 Minuten mit der individuellen Pulsfrequenz ein guter Wert ist, kann das Walking langfristig durchaus auf 45 Minuten ausgedehnt werden. (siehe auch Sportprogramme ab Seite 107ff.).

Länger als 45 Minuten ist nicht gut, weil danach Überlastungsprobleme, vor allem im Bereich der Muskeln, Knochen, Sehnen und Bänder einsetzen. Sportliche Belastungen bis zur Erschöpfung sind sowohl beim vorbeugenden wie auch beim rehabilitativen Herzsport nach einem Infarkt zu vermeiden.

Wie ermittle ich die Intensität der sportlichen Belastung?

Ein 15 Minuten lang dauerndes Fitnessgerätetraining, Jogging oder Schwimmen sagt noch nichts darüber aus, wie intensiv die sportliche Anstrengung dabei ist. Während sich ein Herzgesunder kaum überlasten kann, ist sowohl für den Präventionssportler, der Sport treibt, um Risikofaktoren abzubauen und sein Herz gegen einen Infarkt zu schützen, wie auch für den Rehabilitationssportler, der Sport nach einem Herzinfarkt ausübt, um sein Herz wieder zu ertüchtigen, eine individuelle optimale Belastungsdosierung das A und O!

Wir wissen heute, dass die gesundheitsfördernden Wirkungen der sportlichen Bewegung zugunsten des positiven HDL-Cholesterins insbesondere dann auftreten, wenn während des Trainings der Fettstoffwechsel aktiviert wird. Das geschieht aber nur bei mäßigen Trainingspulsfrequenzen, sonst schaltet der Organismus auf den Kohlenhydratstoffwechsel um.

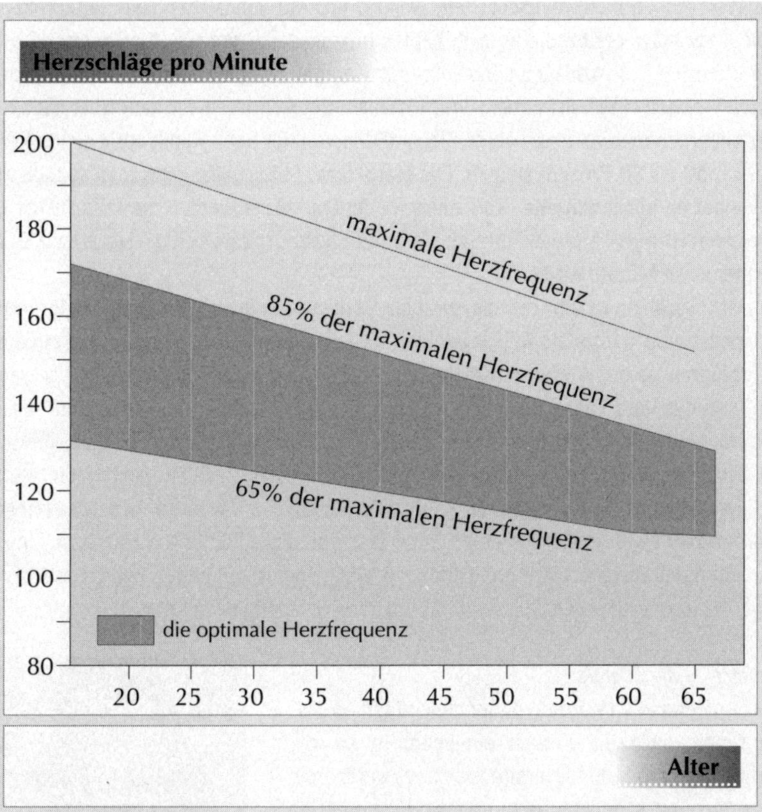

Bereiche der optimalen Pulsfrequenz (65%-85%), je nach individuellen Gegebenheiten wie Alter, Konstitution und Erkrankung.

Wie berechnet man den richtigen Trainingspuls?

Der Gradmesser für die Intensität der sportlichen Belastung ist die Anzahl der Herzschläge pro Minute bzw. die Pulsfrequenz. Angenommen, Ihr Ruhepuls als Herzpatient beträgt 80 Schläge pro Minute und Ihr maximal beschwerdefreier Wert auf dem Ergometer 130 Schläge pro Minute, dann umfasst Ihre so genannte Reservekapazität einen Wert von 50 Schlägen pro Minute.

Wenn nun aufgrund Ihrer Infarktschwere die optimale Trainingspulsfrequenz pro Minute in der Reha-Klinik oder durch den Arzt auf 60 Prozent der Reservekapazität festgelegt wurde, sollte Ihr Trainingspuls etwa 110 Schläge pro Minute erreichen, diesen Wert jedoch nicht überschreiten, weil 60 Prozent von 50 Schlägen Reservekapazität 30 Schläge ergibt, die zum Ruhepuls hinzugezählt werden. Als Faustregel gilt: Die Intensität des Ausdauersports sollte für Herzpatienten nach einem Infarkt in den ersten Wochen eine Pulsfrequenz von 110 nicht überschreiten. Sie kann aber nach der vierteljährlichen Reha-Phase allmählich auf den von der Reha-Klinik vorgegebenen Wert von ca. 60 bis 80 Prozent steigen. Die Herz- bzw. Pulsschläge kann man seitlich am Hals oder an der Innenseite des Unterarms fühlen. Meist werden die Pulsschläge 15 Sekunden lang gezählt und dann mit vier multipliziert, sodass sich die Herz- bzw. Pulsfrequenz pro Minute ergibt.

Das Pulszählen ist sehr wichtig, weshalb Übungsleiter dieses „Pulsen" in jeder Herzgruppenstunde mehrmals in festgelegten Zeitabschnitten durch ihre Herzpatienten durchführen lassen. Wissenschaftliche Untersuchungen an 241 Patienten in insgesamt 20 Trainings- und Übungsgruppen haben aber ergeben, dass die Fehlerquote dieser Selbstmessung durch die Patienten – man muss z. B. beim Walking oder Ausdauerlaufen anhalten, den Puls suchen und dann nach „Kommando" zählen – sehr hoch ist und in Einzelfällen Abweichungen von 25 bis 103 Schlägen pro Minute auftreten können! Während 30 Prozent aller Patienten ihren Puls durch das Fühlen am Hals bzw. Unterarm um mehr als 15 Schläge pro Minute zu niedrig gemessen hatten, waren es 40 Prozent, die ihre festgelegtes Pulszahllimit um zehn Prozent überschritten!

Sicherer – die Pulsuhr

Damit Herzpatienten bei dieser wichtigen Belastungsmessung keine Risiken eingehen, ist es unbedingt sinnvoll, ein Herzfrequenzmessgerät mit Brustgurt und Armbanduhr zu tragen. Diese elektronischen Pulsmessgeräte sind einfach zu handhaben und messen die Pulsfrequenz ohne äußere Störeinflüsse EKG-genau. Besonders bewährt haben sich dabei die Pulsfrequenzmessgeräte der Firma POLAR, die nicht nur Ihre Pulsunter- und obergrenzen messen, sondern auch anzeigen, wie groß Ihre jeweilige prozentuale Belastung innerhalb Ihres Herzfrequenzbereichs ist. Weil die Abweichungen und Fehlerquoten bei der Eigenmessung so beträchtlich sind, andererseits die Puls- bzw. Herzfrequenz das Hauptkriterium für die individuell richtige sportliche Belastung ist, empfehlen wir allen über 50-Jährigen, sich ein solches Pulsfrequenzmessgerät zuzulegen.

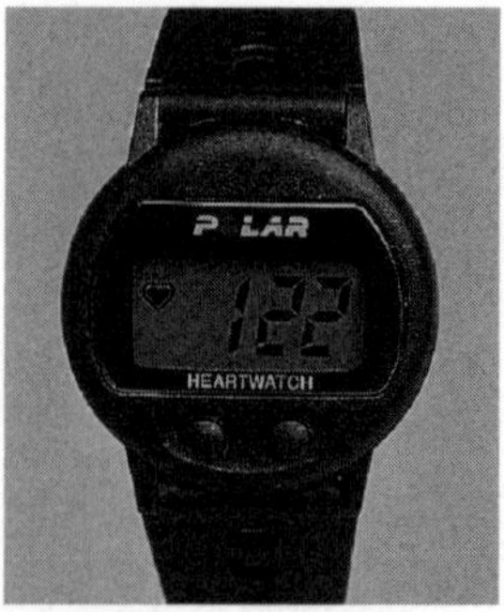

Der elektronische Pulsmesser mit Brustgurt und Armbanduhr von Polar ist zur Überprüfung der Herzbelastung beim Sport zu empfehlen. Er zeigt permanent die Herzfrequenz auf der Uhr an und piepst, wenn man sich zu hoch belastet. Dadurch lassen sich lästige Pausen zur Pulsmessung per Hand vermeiden.

Durchschnittlicher Kalorienverbrauch bei verschiedenen körperlichen Aktivitäten

Körperliche Aktivität	Verbrauch in 30 Minuten	
	Kalorien (kcal)	Joule (kJ)
Sitzen	37–40	155–168
Stehen	45–50	189–210
Spazierengehen (4 km/h)	110	461
Walking (6 km/h)	300	1257
Joggen (9 km/h)	435	1823
Radfahren (15 km/h)	215	900
Schwimmen (50 m/Min.)	350	1467
Skilanglauf (12 km/h)	550	2304
Tennis	240	1005
Golf	120	503

Wie oft soll ich Ausdauersport ausüben?
Die Häufigkeit und Regelmäßigkeit ist im Herzinfarktsport ebenfalls ein äußerst wichtiges Kriterium. Nur die lebenslange Ausdauer in der Herzpflege durch Sport führt zu Verbesserungen der Herzfunktionen. Wer sich nur etwa alle zwei Tage als absolutes Minimum bewegt, sollte deshalb die Dauer etwas ausdehnen, während aber dabei die Intensität, also die vorgegebene Pulszahl, nicht unterschritten, aber auch nie überschritten werden sollte. Im Gesundheits- und Präventionssport ist das dreimalige Sporttreiben pro Woche die Untergrenze und viermaliger Sport pro Woche ideal, um optimale gesundheitlich-medizinische Wirkungen zu erzielen.

Aus wissenschaftlichen Untersuchungen wissen wir, dass ein zusätzlicher wöchentlicher Energieumsatz durch sportliches Bewegungstraining von etwa 2000 Kilokalorien (kcal) bzw. 8000 Kilojoule (kJ) als optimal gilt und ein hervorragender Herzschutz ist. Wenn Sie also vier- fünfmal pro Woche jeweils 45 Minuten walken, entspricht das diesen 2000 kcal.

Der Infarktpatient sollte aber möglichst jeden Tag seinen herzschützenden Ausdauersport ausüben. Dann ergeben sich bereits nach wenigen Wochen all die segensreichen Bewegungswirkungen: Das Herz wird kräftiger, der Blutkreislauf optimiert, der Blutdruck sinkt, das gute HDL-Cholesterin steigt an, zu hohe Zuckerwerte sinken, Stress wird abgebaut und das Immunsystem gestärkt. Wenn zur herzschützenden Bewegung noch eine herzgesunde Ernährung und richtiges Entspannen hinzukommen, hat ein erneuter Infarkt keine Chance!

Was sind typische Trainingsfehler?

- Bei Übergewicht oder Gelenkproblemen ist statt Jogging und Brustschwimmen besser Walking, Training auf einem gelenkschonenden Ausdauer-Hometrainer und Brust- oder Rückenkraulen angesagt.
- Zwischen Essen und Training sollten zwei bis drei Stunden Pause liegen, weil das Blut zur Verdauung aus der Muskulatur in den Verdauungstrakt abgezogen wird.
- Rauchen und Alkohol sind sowieso zu meiden, im übrigen mindestens zwei Stunden vor dem Training untersagt, weil es sonst zu Durchblutungs- oder Herzrhythmusstörungen kommen kann.

Sportprogramme, um einen Herzinfarkt zu vermeiden oder zu überwinden

Die nachfolgend aufgeführten Sportprogramme sind für alle drei in diesem Buch angesprochenen Personengruppen geeignet:

- Gesundheitssportler, die sich durch Bewegung und Sport gesund und fit halten und ihr Herz-Kreislauf-System in eine optimale Form bringen wollen.
- Präventionssportler, die bereits einige Risikofaktoren (z. B. Bluthochdruck, Übergewicht oder erhöhtes Cholesterin) aufweisen und in eigener Gestaltung oder unter Anleitung (VHS, Fitness-Center, Krankengymnastikpraxis) allein oder in einer Gruppe sportlich aktiv werden wollen.
- Koronarsportler bzw. Herzpatienten, die nach einem Herzinfarkt oder nach einer Herzoperation in einer Reha-Klinik eine Bewegungstherapie absolviert haben und danach in eigener Regie und/oder einer ambulanten Herzgruppe rehabilitativen Sport treiben wollen.

Was muss ich vor Aufnahme des Sporttrainings beachten?

Die organischen und psychischen Wirkungen des Gesundheits-, Präventions- und Herzsports sowie die jeweilige Übungs- und Trainingsdosierung wurden in den vorherigen Abschnitten des Buches ausführlich erörtert. Im folgenden Sportprogramm-Teil stehen deshalb Technik, Organisation, Ausrüstung, Trainingsaufbau und Trainingsdurchführung der jeweiligen Sportart im Mittelpunkt.

Obgleich im vorherigen Teil wiederholt darauf hingewiesen wurde, soll hier noch einmal an die wichtigsten sportmedizinischen Grundsätze erinnert werden, die Sie bei Ihrem Herz-Kreislauf-Training unbedingt beachten sollten.

Die Belastungsfähigkeit prüfen lassen

Sind Sie gesund und älter als 35, sollten Sie sich vor Aufnahme eines gesundheitsorientierten, präventiven Ausdauertrainings von einem sachverständigen Arzt gründlich untersuchen lassen. Folgeuntersuchungen in einem Abstand von zwei Jahren sind anzuraten. Gehören Sie zum Kreis derjenigen, die Risikofaktoren aufweisen (etwa Rauchen, Bluthochdruck, Zuckerkrankheit, Übergewicht), sollten Sie sich vor Trainingsbeginn und dann in individuell festzulegenden regelmäßigen Abständen von einem fachkundigen Arzt untersuchen lassen. Falls Sie in keiner Präventionsgruppe trainieren, wo Sie Ihr häusliches Übungsprogramm mit dem Übungsleiter abstimmen können, sondern Ihren Präventionssport privat in einem Gesundheitszentrum oder in einer Cardio-Fitness-Abteilung eines Fitnesscenters ausüben, sollten Sie es mit Ihrem behandelnden Arzt besprechen.

Nehmen Sie als Herzinfarkt-Patient an einer ambulanten Herzgruppe teil, sollten Sie die Gestaltung Ihres häuslichen Sportprogramms mit dem Übungsleiter und dem betreuenden Arzt Ihrer Herzgruppe absprechen.

Während die nachfolgenden Sportprogramme grundsätzlich für solche Herzpatienten geeignet sind, die mindestens 75 Watt bzw. ein Watt pro Kilogramm Körpergewicht am Ergometer leisten, kommt für weniger leistungsfähige Patienten ein Ausdauertraining in den aufgeführten Sportarten sowie Schwimmen grundsätzlich nicht in Frage. Das Bewegungsprogramm von Herzkranken mit einer Belastbarkeit bis 75 Watt bzw. weniger als ein Watt pro Kilogramm Körpergewicht kann und sollte aus einem Gehtraining mit sich langsam steigernden Spaziergängen bestehen, aus Radfahren in der Ebene mit geringer Geschwindigkeit, aus mäßig anstrengendem Skiwandern in ebenem Gelände sowie aus gymnastischen Übungen im Stehen, Liegen und Gehen mit allmählicher Steigerung. Deshalb ist weiter hinten auch ein spezielles Gymnastikprogramm für Herz-Übungsgruppen-Teilnehmer mit einer Belastbarkeit bis 75 Watt aufgeführt.

Welche Sportarten sind nicht oder weniger geeignet?

Für den Herzpatienten mit einer Belastbarkeit von mindestens 75 Watt bzw. mindestens ein Watt pro Kilogramm Körpergewicht sind andere als die im nachfolgenden Programmteil aufgeführten Sportarten grundsätzlich nicht geeignet. Mit einer Ausnahme: So genannte Mannschafts-Rückschlagspiele, bei denen die beiden Mannschaften durch eine Barriere (Netz, Schnur, Bank) getrennt sind, sodass der direkte Mann-zu-Mann-Kampf wie etwa beim Fußball, Handball oder Basketball ausgeschlossen ist, sind erlaubt. Hierzu gehören vor allem Volleyball, Prellball, Ball-über-die-Schnur, Fußballtennis, Indiaca sowie in eingeschränktem Maße auch Faustball.

Badminton und Squash sind abzulehnen, weil sich hier erfahrungsgemäß sehr leicht ein schnelles Spielgeschehen mit hohen Pulsfrequenzen entwickeln kann. Auf die für den Herzpatienten geeigneten Spiele wird im nachfolgenden Sportprogramm deshalb nicht näher eingegangen, weil diese Spiele normalerweise nicht zu Hause, sondern unter Anleitung durch einen Übungsleiter in einer Gruppe durchgeführt werden.

Was schließlich die Sportarten Skiabfahren, Eislauf, Reiten, Segeln, Surfen, Tischtennis, Tennis betrifft, so gilt auch hier, dass diese in der Regel zwar für den Gesundheitssportler, aber nicht für den Herzpatienten in Frage kommen. Entweder wegen des fehlenden Trainingseffekts für das Herz-Kreislauf-System, so beim alpinen Skilauf, zu großer Verletzungsgefahr, etwa beim Reiten, oder zu plötzlich auftretenden Herz-Kreislauf-Belastungen wie beim Tennis.

Dies gilt auch für das sportliche Tanzen, das für Herzpatienten deshalb nur bedingt geeignet ist. Herz-Kreislauf-Geschädigte können einerseits bei schnellen Tänzen wie Cha Cha Cha oder schnellem Walzer leicht überfordert werden, denn selbst bei Anfängern wurden bei diesen Tanzformen Pulsfrequenzen von bis zu 180/min gemessen. Andererseits ist der gemäßigte Tanz eine herrliche Sportart wegen seiner überaus positiven Auswirkungen auf die psychische Verfassung des Menschen – gerade auch für Herz-Kreislauf-Patienten.

Insgesamt gilt für diese weniger geeigneten Sportarten: Im Einzelfall kann ein Herzpatient seine Freizeitsportart, die ihm sehr viel bedeutet, wiederaufnehmen,

- wenn eine ausreichende körperliche Belastbarkeit,
- eine gute psychische Stabilität,
- sowie genügend Selbstkontrolle gegeben sind,
- und der Arzt sein Einverständnis gibt.

Walking und Wandern

Gehen und Wandern kann jeder. Selbst in höherem Alter, wenn manche Sportarten wegen Verletzungs- oder Sturzgefahr nicht mehr in Frage kommen, können wir immer noch gehen oder wandern. Allerdings sollte das Gehen und Wandern in intensiver oder sportlicher Form erfolgen, denn nur dann ergeben sich die positiven gesundheitlichen Wirkungen eines Ausdauertrainings.

Wie Sie wissen, muss die Belastungsintensität immer im Zusammenhang mit dem zeitlichen Umfang des Trainings gesehen werden. Dauert Ihr Gehtraining (Walking) etwa 20 bis 30 Minuten, dann sollten Sie Ihre Trainingspulsfrequenz möglichst während dieser gesamten Zeit erreichen. Bei einer Ein- oder Zwei-Stunden-Wanderung hingegen kann die Belastungsintensität bzw. das Tempo zwischendurch immer ein wenig abfallen. Entscheidend ist also, ob Sie sich in Intervallen oder in der Form eines Dauertrainings belasten.

In dem nachfolgenden Programm ist eine Mischung beider Trainingsformen vorgesehen: Normales Gehen mit einem Tempo von etwa fünf Stundenkilometern wechselt jeweils mit sportlichen Wanderintervallen ab, in denen Ihr Puls die für Sie angemessene Trainingspulsfrequenz erreichen sollte. Dabei brauchen Sie sich nicht sklavisch an die vorgegebenen Zeitgrenzen zu halten, wichtig ist nur, dass Sie öfter zwischendurch sportlich wandern. So macht das Gehen und Wandern Spaß und ist gleichzeitig ein effektives Herz-Kreislauf-Training.

Diese Programme legen eine ebene Wegstrecke mit leichten Steigungen zugrunde. Eine andere Wegbeschaffenheit – etwa unebenes Wiesengelände oder gar Tiefschnee – führt zu einer erheblich höheren Belastungsintensität. Das sollte vor allem der Herzpatient berücksichtigen. Während langsames Gehen auf ebenem Weg einer 25-Watt-Leistung entspricht, erfordert das Gehen mit derselben Geschwindigkeit auf einer Wiese bereits 40 Watt und im Tiefschnee 70 bis 80 Watt. Gleichermaßen wirkt sich die Gehgeschwindigkeit auf die Belastungsintensität aus. Langsames Gehen entspricht einer Belastung von 25 Watt, normales Gehen (5 km/h) 50 Watt und Walking (6–7 km/h) 75 Watt und mehr.

Walking-Programm für Anfänger

- **Dauer:** 12 Wochen
- **Häufigkeit:** Mindestens 3- bis 4-mal wöchentlich und zusätzlich eventuell eine Wanderung am Wochenende. Das Programm bezieht sich nur auf das Walking während der Woche.
- **Intensität:** Siehe Pulsfrequenztabelle auf Seite 111
- **Walkingstrecke:** Ebene mit leichten Steigungen

- **Das Programm:**

1. Woche:	20 bis 30 Min. Gehen (Normaltempo: 5 km/h)
2. Woche:	20 bis 30 Min. Gehen mit unterschiedlichem Tempo, je nach Geländebeschaffenheit
3./4. Woche:	10 Min. Gehen (Normaltempo); 5 Min. Walking („Individuelle Trainingspulsfrequenz“); 10 Min. Gehen; 5 Min. Walking; 10 Min. Gehen
5./6. Woche:	10 Min. Gehen; 8 Min. Walking; 10 Min. Gehen; 8 Min. Walking; 10 Min. Gehen
7./8. Woche:	5 Min. Gehen; 10 Min. Walking; 5 Min. Gehen; 10 Min. Walking
9./10. Woche:	5 Min. Gehen; 12 Min. Walking; 5 Min. Gehen; 12 Min. Walking; 5 Min. Gehen
11./12. Woche:	5 Min. Gehen; 15 Min. Walking; 5 Min. Gehen; 15 Min. Walking; 5 Min. Gehen

Walking-Programm für Fortgeschrittene

- **Häufigkeit:** Mindestens 3- bis 4-mal während der Woche und eine Wanderung am Wochenende
- **Intensität:** siehe Pulstabelle auf Seite 111

- **Das Programm:**

Das Walking sollte längerfristig mindestens 30 Minuten betragen, wobei Ihre Belastungsintensität während der gesamten Zeit den in der Tabelle angegebenen Trainingspulswert erreichen sollte. Die Belastungsdauer kann auf 45 Minuten oder auch eine Stunde und mehr gesteigert werden. Wandern im Intervallprinzip hat ähnlich wirksame Ausdauereffekte, wobei Sie auf einer Wanderung von mehreren Stunden Belastungsintervalle von 10, 20 oder 30 Minuten mit Ihrer Trainingspulsfrequenz einlegen sollten.

Pulsfrequenztabelle für das Walking

Ruhe-Pulsfrequenz pro Min.	Alter in Jahren unter 30	30–39	40–49	50–59	60–70	über 70
unter 50	140	140	135	130	125	120
50–59	140	140	135	130	125	120
60–69	145	145	140	135	130	125
70–79	145	145	140	135	130	125
80–89	150	145	140	135	130	125
90–100	150	150	145	140	135	130
über 100	155	150	145	145	140	130

Hinweis für den Koronarsportler: Diese Trainingspulsfrequenzen gelten nur, wenn vom Arzt keine anderen empfohlen werden.

Schwimmen

Schwimmen ist eine der gesündesten Sportarten überhaupt. Es ist eine herrliche Ausgleichssportart, härtet ab, eignet sich besonders bei orthopädischen Fehlhaltungen und Haltungsschäden und stärkt – wenn es als Ausdauersport betrieben wird – in hervorragender Weise das Herz und den Kreislauf.

Während für das Ausdauertraining in den bisher vorgestellten Sportarten die so genannte Dauermethode empfohlen wird, sollte beim Schwimmen – zumindest in der Anfangsphase – die Intervallmethode zur Anwendung kommen. Innerhalb der ersten zehn Wochen Ihres Schwimmtrainings sollten Sie sich also noch nicht mit zehn- oder mehrminütigem Dauerschwimmen belasten. Bleiben Sie ruhig unter dieser Zeitgrenze. Diese Empfehlung hat ihren Grund in zwei Besonderheiten des Schwimmens gegenüber anderen Sportarten: Zum einen kann längeres ununterbrochenes Bahnenschwimmen schnell eintönig und ermüdend werden, wenn man noch sehr wenig Routine im Wasser hat. Zum anderen ist der Energieaufwand zur Bewältigung einer bestimmten Strecke im Wasser unverhältnismäßig hoch, wenn die Schwimmtechnik noch nicht sehr ausgereift ist. Eine Überforderung der eigenen Kräfte könnte leicht dazu führen, dass man schon früh die Freude am Schwimmen verliert.

Die für die Anfangsphase des Schwimm-Ausdauerprogramms hier vorgeschlagene Intervallmethode hat folgende Merkmale: Es erfolgt ein systematischer Wechsel von Belastung und Pause. Ein Beispiel: Sie schwimmen 25 Meter und machen dann eine Pause von 45 Sekunden, schwimmen dann wieder 25 Meter, und dieses mehrere Male, entsprechend Ihrem Trainingsstand. So macht das Training auch dem Anfänger Spaß und führt gleichzeitig zu der gewünschten Leistung.

Als Schwimmstil für Anfänger eignet sich in erster Linie das Brustschwimmen. Als Ergänzung ist ein Wechsel zum Rückenschwimmen mit Brustschwimmbewegungen oder in der Form des Rückenkrauls sinnvoll.

Auch das Schwimmtraining ist angemessen zu dosieren. Zunächst gilt es herauszufinden, mit welcher Belastungsintensität (Pulsfrequenz/Min.) Sie schwimmen sollten. Diese individuelle, von Ihrem Ruhepuls und Alter abhängige Trainingspulsfrequenz können Sie der Tabelle (Seite 115) entnehmen.

Tipps zu Ihrer Sicherheit

Einige der folgenden Tipps werden Ihnen möglicherweise vertraut vorkommen. Aber zur eigenen Sicherheit sollten Sie diese Ratschläge noch einmal genauer durchlesen und vor allem beherzigen.

- Sie sollten niemals mit vollem Magen ins Wasser gehen. Der Verdauungsprozess ist bis zu zwei Stunden nach Einnahme einer Mahlzeit in vollem Gange. Magen und Darm brauchen dazu Blut. Eine beeinträchtigte Blutversorgung kann aber Blutleere im Gehirn, Herzbeschwerden und Muskelkrämpfe hervorrufen.
- Unsinnig ist es auch, erhitzt ins Wasser zu springen, ohne sich vorher abzukühlen. Der Kältereiz führt zu einer Verengung der Blutgefäße, wodurch der Blutdruck erhöht wird und das Herz stärker arbeiten muss. Der dadurch bedingte erhöhte Sauerstoffbedarf des Herzens kann unter Umständen nicht mehr gedeckt werden – wobei der so genannte „Tauchreflex“ (siehe Seite 98) noch hinzukommt. Beklemmende Herzschmerzen bis hin zu einem Angina-Pectoris-Anfall können die Folge sein. Deshalb sollten Menschen mit kranken Herzen nicht bei Wassertemperaturen von unter 23 °C schwimmen.

- Bei Sprüngen in unbekannte Gewässer kommt es immer wieder zu schlimmen Verletzungen, sogar mit Todesfolge. Seien Sie also vorsichtig und weisen Sie vor allem Kinder auf diese Gefahrenquelle hin.
- Bei einer Trommelfellverletzung sollten Sie Ihr Ohr vor eindringendem Wasser schützen. Eine dicht sitzende Badekappe oder ein mit Öl getränkter Wattebausch sind dafür gut geeignet. Würde nämlich Wasser bis in die Paukenhöhle im Ohr gelangen, könnte es zu Gleichgewichtsstörungen mit Orientierungsverlust kommen – Sie wüssten nicht mehr, wo im Wasser unten oder oben ist.
- Kaltes Wasser ist nicht nur für Herzkranke gesundheitsgefährdend. Bei längerem Aufenthalt in zu kaltem Wasser, etwa unter 20 °C, können auch bei Gesunden Verkühlungen und später rheumatische Erkrankungen auftreten. Kältebedingte Wadenkrämpfe können einen weniger gut geübten Schwimmer in Ertrinkungsgefahr bringen. Etwas anderes ist es natürlich, wenn Sie sich als Gesunder kurzfristig – etwa beim Wellenspringen an der Nordsee – Wassertemperaturen von 16 oder 17 °C aussetzen. Das fördert nicht nur die Durchblutung Ihres Körpers, sondern ist ein erfrischendes Abhärtungs- und Gesundheitstraining.
- Schließlich sei noch auf eine Selbstverständlichkeit hingewiesen, die aber leider immer noch viel zu wenig ernst genommen wird: Nach dem Schwimmen muss die Badebekleidung gewechselt werden, denn Verkühlungen und gravierende Krankheiten, beispielsweise eine Nierenbeckenentzündung, können leicht die Folge sein.

Sich fordern, ohne sich zu überfordern

Anfänger sollten beim Intervalltraining ruhig kurz pausieren, bevor sie die nächste Teilstrecke angehen. Die Pausen zwischen den einzelnen Teilstrecken dürfen allerdings nicht so lange dauern, dass Sie sich völlig erholen und Ihr Puls wieder den Ruhewert erreicht hat. Positive Wirkungen auf Ihr Herz-Kreislauf-System und auf Ihren Stoffwechsel hat das Training nämlich nur dann, wenn die Pausen „unvollständig" sind und die Herzfrequenz nur teilweise absinkt. Ihre Pausenlänge haben Sie dann richtig gewählt, wenn die Pulsfrequenz am Ende der Pause etwa 20 Schläge unter Ihre Trainingspulsfrequenz abgefallen ist. Dazu müssen Sie natürlich anfangs immer wieder Pulskontrollen machen. Später können Sie sich dann auf Ihr Gefühl verlassen.

Als Schwimmstil kommt für das von uns vorgeschlagene Schwimmprogramm in erster Linie das Brust- oder Kraulschwimmen in Frage. Selbstverständlich sollten Sie auch darauf achten, dass Sie sich einschwimmen, das heißt durch ruhiges Schwimmen einiger Bahnen auf die spezifischen Bewegungsabläufe vorbereiten.

Ein paar gymnastische Dehnungs- und Lockerungsübungen, bevor Sie ins Wasser gehen, sind für das Aufwärmen äußerst sinnvoll, während Sie am Ende ein paar Bahnen gemächlich ausschwimmen sollten, um die Körperfunktionen wieder zu beruhigen.

Schwimmprogramm für Anfänger

- **Dauer:** 12 Wochen
- **Häufigkeit:** Mindestens 3- bis 4-mal wöchentlich
- **Intensität:** Siehe Pulsfrequenztabelle auf Seite 115
- **Schwimmstil:** Brustschwimmen im Wechsel mit Rückenschwimmen
- **Das Programm:**

1. Woche:	15 x 12 m Teilstrecke (Schwimmbeckenbreite) in Intervallform, Verhältnis Belastung („Trainingspulsfrequenz") : Pause = 1 : 1 (Schwimmzeit = Pausenzeit), Schwimmzeit ohne Pause: 5 Min.
2. Woche:	21 x 12 m in Intervallform (Belastung : Pause = 1 : 1), Schwimmzeit: 7 Min.
3. Woche:	21 x 12 m in Intervallform (1 : 1), Schwimmzeit: 7 Min.; 3 Min. „aktive" Pause: langsames Schwimmen oder Paddeln in Rückenlage; 15 x 12 m in Intervallform (1 : 1), Schwimmzeit: 5 Min.
4. Woche:	21 x 12 m in Intervallform (1 : 1), Schwimmzeit: 7 Min.; 3 Min. „aktive" Pause: Rückenschwimmen; 15 x 12 m in Intervallform (1 : 1), Schwimmzeit: 5 Min.; 3 Min. Dauerschwimmen mit Trainingspulsfrequenz
5. Woche:	10 x 25 m (Schwimmbeckenlänge) in Intervallform (2 : 1) (Beispiel: Bei 35 s für 25 m beträgt die Pause 17–18 s), Schwimmzeit ohne Pausen: 6 Min.; 3 Min. „aktive" Pause: Rückenschwimmen; 15 x 12 m in Intervallform (1 : 1), Schwimmzeit: 5 Min.; 3 Min. Dauerschwimmen
6./7. Woche:	12 x 25 m in Intervallform (2 : 1), Schwimmzeit: 7 Min.; 3 Min. „aktive" Pause: Rückenschwimmen; 8 x 25 m in Intervallform (2 : 1), Schwimmzeit: 5 Min.; 5 Min. Dauerschwimmen
8./9. Woche:	12 x 25 m in Intervallform (2 : 1), Schwimmzeit: 7 Min.; 3 Min. „aktive" Pause: Rückenschwimmen; 8 x 25 m in Intervallform (2 : 1), Schwimmzeit: 5 Min.; 7 Min. Dauerschwimmen
10./11. Woche:	16 x 25 m in Intervallform (3 : 1), Schwimmzeit: 7 Min.; 2 Min. „aktive" Pause: Rückenschwimmen; 12 x 25 m in Intervallform (2 : 1), Schwimmzeit: 7 Min.; 9 Min. Dauerschwimmen
12. Woche:	20 x 25 m in Intervallform (3 : 1), Schwimmzeit: 9 Min.; 2 Min. „aktive" Pause: Rückenschwimmen; 12 Minuten Dauerschwimmen

Schwimmprogramm für Fortgeschrittene

- **Häufigkeit:** Mindestens 3- bis 4-mal wöchentlich
- **Intensität:** Siehe Pulsfrequenztabelle auf Seite 115

- **Schwimmstil:** Brust- oder Kraulschwimmen im Wechsel mit Rückenschwimmen
- **Das Programm:** 10 Teilstrecken à 50 m in Intervallform mit einem Verhältnis von Belastung und Pause wie 3 : 1; aktive Pause von 3 Min. mit lockerem Rückenschwimmen; 12 Minuten Dauerschwimmen.

Wenn Sie die Anzahl der Teilstrecken verringern, sollten Sie die Zeit des Dauerschwimmens entsprechend erhöhen, sodass die gesamte Belastungszeit von etwa 20 Minuten erhalten bleibt. Beides können Sie natürlich mit der Zeit noch erhöhen, ganz nach Ihrem Interesse und Leistungsvermögen. Der Daueranteil sollte allerdings nicht unter zwölf Minuten zurückgehen.

Denken Sie, als Herzpatient, aber immer daran, auch Ihr Schwimmprogramm mit Ihrem zuständigen Arzt abzustimmen.

Pulsfrequenzstabelle für das Schwimmtraining

Ruhe-Pulsfrequenz pro Min.	Alter in Jahren unter 30	30–39	40–49	50–59	60–70	über 70
unter 50	135	135	130	125	120	115
50–59	135	135	130	125	120	115
60–69	140	140	135	130	125	120
70–79	140	140	135	130	125	120
80–89	145	140	135	130	125	120
90–100	145	145	140	135	130	125
über 100	150	145	140	140	135	125

Hinweis für den Koronarsportler: Diese Trainingspulsfrequenzen gelten nur, wenn vom Arzt keine anderen empfohlen werden.

Laufen und Jogging

Vielleicht werden Sie sagen: „Laufen? – Das ist doch langweilig!" Wenn Sie so denken, dann fragen Sie einmal eine Läuferin oder einen Läufer. Die Antwort wird sein, dass das Laufen großen Spaß macht, dass man sich danach ausgeglichen, entspannt, pudelwohl und keineswegs schlapp fühlt. Wenn Sie trotzdem skeptisch bleiben, sollten Sie es einfach einmal ausprobieren. Wir sind sicher, dass Sie es „danach" weder langweilig finden noch je wieder missen wollen.

Gute Laufstrecken gibt es überall

Wo Sie joggen, auf dem Sportplatz, auf Wegen und Wiesen, im Wald oder am Strand, ist gar nicht so entscheidend, es sollte nur ein nicht zu harter Untergrund (Teerstraße) sein, und Sie sollten auf keinen Fall an den Laufschuhen sparen, weil die Muskeln, Sehnen, Bänder und Knochen beim Laufen einigen Zusatzbelastungen ausgesetzt sind.

Wie Sie laufen, allein, zu zweit, in einer Herzgruppe oder in einem Lauftreff Ihres Vereins, ist ebenfalls nebensächlich, Hauptsache, Sie fühlen sich dabei wohl und es macht Spaß.

Laufen Sie locker und entspannt!

Beim Lauf folgt in raschem Wechsel der Muskelspannung die Muskelentspannung. Die Entspannungsphase ist dabei besonders wichtig, denn ein verkrampfter Muskel wird wesentlich schlechter mit Sauerstoff und Nährstoffen versorgt. Gerade der Anfänger sollte bei den ersten Ermüdungserscheinungen darauf achten, dass der ganze Körper locker bleibt und nicht verkrampft. Ein deutliches Anzeichen dafür sind eine unverkrampfte Finger- und Handhaltung, Beweglichkeit in der Arm- und Schultermuskulatur sowie eine lockere, aufrechte Oberkörperhaltung. Wichtig ist auch, dass die Beine locker schwingen und pendeln und nicht bewusst nach vorne geführt werden. Denn ein gezieltes Führen der Beine hat immer eine Verkrampfung der Bein- und Beckenmuskulatur zur Folge. Legen Sie ruhig ab und zu Gehphasen zur Lockerung ein, wenn es mal nicht so richtig läuft.

Achten Sie auf den richtigen Fuß- und Beineinsatz!

Das richtige Aufsetzen mit dem Fuß ist äußerst wichtig. Denn davon hängt es ganz entscheidend ab, ob man längere Strecken ohne Beschwerden bewältigen kann. Während der Sprinter kraftvoll mit dem Fußballen auftritt, setzt der Dauerläufer den Fuß elastisch auf der Außenkante zwischen Ferse und Quergewölbe auf. Durch das Körpergewicht wird der Fuß für einen kurzen Moment mit der ganzen Sohle auf den Boden gedrückt, wobei locker nach vorn und innen zum Fußballen hin abgerollt werden sollte. Danach folgt der Fußabdruck vom Ballen. Während noch vor etlichen Jahren für den Dauerläufer die Abrollbewegung über die Ferse als die kraftsparendste und ökonomischste Technik galt, ist man nach neueren Erkenntnissen davon abgekommen, den „automatischen“, individuellen Stil eines Läufers zu verändern. Der gesamte Schrittzyklus ist eine sehr komplexe Angelegenheit. Je größer die Abdruckkraft und je höher die Knie, desto größer die Schrittlänge. Beim Dauerläufer ergibt sich die Schrittlänge automatisch. Eine bewusste Verlängerung führt zu rascherer Ermüdung. Sie haben eine gute Fuß- und Beinarbeit, wenn der Fuß auf der Außenkante den Boden berührt, das Bein dabei leicht angewinkelt ist und der Unterschenkel fast senkrecht zum Boden verläuft.

Die richtige Körperhaltung und Armarbeit

Der Oberkörper sollte beim Lauf locker und aufrecht sein. Eine leichte Vorwärtsneigung ist angemessen. Weder eine zu starke Neigung nach vorne, wie beim Sprinter, noch ein Hohlkreuz sind sinnvoll. Der Kopf ist während des Laufens ruhig und entspannt, er sollte weder bei jedem Schritt hin- und herrollen noch nach hinten in den Nacken fallen. Die Kopfhaltung stimmt, wenn Sie den Blick etwa 10 bis 20 Meter voraus auf den Boden richten.

Die Armarbeit ist für den Laufrhythmus bestimmend und unterstützt die Beinbewegungen ganz wesentlich. Die Arme pendeln parallel zur Laufrichtung, locker im Schultergelenk schwingend. Mit den Armen werden gewissermaßen die Beinbewegungen ausgependelt, damit der Läufer im Gleichgewicht bleibt. Die Pendelbewegungen erfolgen dabei diagonal, das heißt, jeweils der linke Arm und der rechte Fuß oder der rechte Arm und der linke Fuß schwingen nach vorne.

Die richtige Atmung

Eine ökonomische Atmung sollte den richtigen Laufstil ergänzen. Dem wenig geübten Gesundheits- oder Koronarsportler wird eine ökonomische Atmung nicht von Anfang an gelingen. Wollen Sie sich einen ökonomischen Atemrhythmus angewöhnen, dann sollten Sie versuchen, eine konstante Atemfolge einzuhalten, z. B. indem Sie drei bis vier Schritte lang ein- und drei bis vier Schritte lang ausatmen. Dieser Atemrhythmus hat sich bei einer Jogging-Geschwindigkeit, bei der man sich noch unterhalten kann, bewährt. Bei Erhöhung der Laufgeschwindigkeit muss natürlich auch der Atemschrittrhythmus erhöht werden. Grundsätzlich aber gilt, dass für das richtige Atmen des Läufers keine festen Werte angegeben werden können. Bei regelmäßigem Laufen stellt sich mit der Zeit eine ökonomische Atmung von selber ein. Für den Dauerläufer ist eine kombinierte Mund- und Nasenatmung die günstigste Form.

Mit welcher Belastungsintensität sollten Sie laufen?

Häufigkeit, Intensität und Dauer machen die Belastungsgröße des Ausdauertrainings aus und sind natürlich auch beim Jogging entscheidend. Am Anfang sollte wie bei jedem gezielten Ausdauertraining eine etwa zwölf Wochen dauernde Aufbauphase stehen, der dann das beständige Dauertraining folgt. Die Aufbauphase ist vor allem für den Koronarsportler, der sich jahrelang nicht mehr sportlich bewegt hat, außerordentlich bedeutsam. Der Körper muss in dieser Phase der Anpassung und des Aufbaus allmählich an längere Belastungen herangeführt werden. Andernfalls kommt es sehr schnell zu Überlastungserscheinungen des Herz-Kreislauf-Systems, aber auch der Gelenke, Sehnen und Bänder. Am Ende der Aufbauphase steht ein wöchentlich zwei- bis dreimaliges Lauftraining mit einer Dauer von etwa 20 bis 30 Minuten, wobei sich die Pulsfrequenz im Rahmen der in der Tabelle (siehe unten) angegebenen Werte halten sollte.

Wie kontrolliere ich die Pulsfrequenz?

Wie aber können Sie Ihre Pulsfrequenz feststellen? Das Problem lässt sich einfach lösen. Der eine Weg ist der subjektive: Wenn Sie sich während des Laufs noch unterhalten können und nicht außer Atem kommen und wenn Sie sich während und nach der Belastung wohl fühlen, müsste Ihre Belastungsintensität ungefähr richtig sein. Denn ein guter Pulszähler ist immer das eigene Wohlgefühl, das während und nach dem Lauf nie verlorengehen sollte.

Aber auch das eigene Befinden ist manchmal Schwankungen unterworfen. Deshalb raten wir jedem Gesundheitssportler und erst recht jedem Präventions- und Koronarsportler, zusätzlich zu diesem subjektiven Kriterium während des sportlichen Trainings immer wieder einmal die Pulsfrequenz pro Minute zu messen. Das geht gut am Unterarm oder an der Halsschlagader, indem man die Pulsschläge 15 s lang zählt und das Ganze mal vier nimmt. Da solche Messungen aber immer etwas unpraktisch und auch ungenau sind, raten wir jedem Gesundheitssportler über 50 und generell allen Präventions- und Koronarsportlern zu einem Pulsfrequenzmessgerät mit Brustband und Armbanduhr (siehe auch Seite 104). So ein Messgerät ist äußerst praktisch, man kann die Pulsschlagzahl jederzeit ablesen, die unteren und oberen Grenzwerte einprogrammieren, sodass ein Piepton ertönt, wenn diese unter- oder überschritten werden.

Pulsfrequenztabelle für das Lauftraining

Ruhe-Pulsfrequenz pro Min.	Alter in Jahren unter 30	30–39	40–49	50–59	60–70	über 70
unter 50	140	140	135	130	125	120
50–59	140	140	135	130	125	120
60–69	145	145	140	135	130	125
70–79	145	145	140	135	130	125
80–89	150	145	140	135	130	125
90–100	150	150	145	140	135	130
über 100	155	150	145	145	140	130

Hinweis für den Koronarsportler: Diese Trainingspulsfrequenzen gelten nur, wenn vom Arzt keine anderen empfohlen werden.

Laufprogramm für Anfänger

- **Dauer:** 12 Wochen
- **Häufigkeit:** Mindestens 3- bis 4-mal wöchentlich
- **Intensität:** Siehe Pulsfrequenztabelle auf Seite 118
- **Das Programm:**

1. Woche:	15–20 Min. zügiges Gehen
2. Woche:	15–20 Min. zügiges Gehen, wobei 2–3 Phasen à 3 Minuten mit erhöhtem Tempo eingeschaltet werden.
3. Woche:	Gehen/Laufen im Wechsel: 2x1 Min. Laufen, Gehpausen von 3 Min. vorher, dazwischen und nachher.
4. Woche:	Gehen/Laufen im Wechsel: 3x1 Min. Laufen, Gehpausen von 3 Min. vorher, dazwischen und nachher.
5. Woche:	Gehen/Laufen im Wechsel: 3x2 Min. Laufen, Gehpausen von 3 Min. vorher, dazwischen und nachher.
6. Woche:	Gehen/Laufen im Wechsel: 2x3 Min. Laufen, Gehpausen von 3 Min. vorher, dazwischen und nachher.
7. – 12. Woche:	Gehen/Laufen im Wechsel: 2x4 Min. Laufen mit Steigerung um jeweils 1 Min. pro Woche bis auf 2x9 Min. Laufen mit jeweils 3 Min. Gehpausen.

Laufprogramm für Fortgeschrittene

- **Häufigkeit:** Mindestens 3- bis 4-mal wöchentlich
- **Intensität:** Siehe Pulsfrequenztabelle
- **Das Programm:** Dauerlauf von 20 Minuten, wobei sich die Belastungsdauer je nach individuellem Interesse und Leistungsvermögen mit der Zeit auf 30, 40 oder mehr Minuten erhöhen kann und in eine Phase der Stabilisierung einmünden sollte, die beibehalten wird.

Sowohl das Anfänger- wie auch das Fortgeschrittenenprogramm sind jeweils in drei Abschnitten zu absolvieren:

1. Aufwärmen mit Stretching-Übungen (5–8 Min.)
2. Das eigentliche Lauftraining (20, 30 Min. oder länger)
3. Cool-Down mit Stretching (5–8 Min.)

Radfahren

Radfahren bringt unser Herz-Kreislauf-System in Schwung, ist eine herrliche Familiensportart und eignet sich in besonderem Maße für Ausflüge in Gottes freie Natur.

Radfahren ist vor allem für Übergewichtige zu empfehlen. Das Körpergewicht wird vom Sattel getragen, dadurch werden Herz und Kreislauf entlastet, und die Trainingswirkungen durch die Muskelbewegung kommen voll zur Geltung. Wenn Sie Probleme mit den Fuß-, Knie- oder Hüftgelenken haben, kann das Fahrradfahren die Gelenke entlasten, während die kräftigen Tretbewegungen den Sehnen, Bändern und Muskeln des Gelenkapparats äußerst gut tun.

Fahrradfahren ist auch hervorragend als Gemeinschaftssport geeignet. Am Feierabend, Wochenende oder im Urlaub kann man zu zweit, zu dritt oder in einer Gruppe mit Spaß und Unterhaltung die Gegend erradeln. In Form des Radwanderns ist das Fahrradfahren auch ein echter Familiensport.

Radfahren ist auch ein guter Schlankmacher. Wenn Sie etwa bei einem Körpergewicht von 70 Kilogramm auf ebener Strecke mit einer Durchschnittsgeschwindigkeit von 20 Kilometer pro Stunde fahren, verbrauchen Sie immerhin 570 Kilokalorien. Und je schneller Sie in die Pedale treten, desto mehr nehmen Sie ab.

Welches Fahrrad ist geeignet?

Für den Koronarsportler ist das einzig richtige Fahrrad das Tourenrad, das entweder mehr als City-Bike für Stadt- und Einkaufsfahrten oder Trekking-Bike für Überlandtouren ausgelegt ist. Das moderne Tourenrad hat mit dem etwas schwerfälligen Drahtesel von früher nichts mehr gemein. Es unterscheidet sich – abgesehen von der technischen Weiterentwicklung – wenig vom früheren Sportrad, weshalb häufig beide Begriffe oft synonym gebraucht werden.

Tourenrad und Sportrad einfach gleichzusetzen ist allerdings auch nicht ganz richtig. Von einem Sportrad spricht man, wenn die sportlichen Elemente überwiegen, wenn es also einen ausgesprochenen Sportlenker und Sportsattel besitzt oder eine über die Fünf-Gang-Schaltung hinausgehende Mehrfachschaltung, nur Felgenbremsen oder schmalere Reifen.

Der Rahmen

Die richtige Rahmenhöhe ist bei den Touren- und Sporträdern durch die Norm vorgegeben. Herrenräder haben meist eine Rahmenhöhe von 51 bis 57 Zentimeter und Damenräder von 47 bis 53 Zentimeter, wobei von der Tretlagerachse bis zum oberen Rand des Sattelrohrs gemessen wird. Lediglich bei Rennrädern wird die Rahmenhöhe genau auf den Fahrer abgestimmt.

Die neueste Entwicklung in der Rahmenkonstruktion sind vollgefederte Spezialrahmen, wodurch Sie auch bei Kopfsteinpflaster, Schlaglöchern oder anderen Fahrbahnunebenheiten „wie auf Wolken schweben“ und Stoßbelastungen auf Wirbelsäule und Bandscheibe vermieden werden.

Sattel und Lenker

Der Sattel sollte bequem, aber nicht zu breit sein, weil sonst die Oberschenkel- und Gesäßmuskeln bei ihrer Arbeit beeinträchtigt werden.

Beim Lenker sollten Sie darauf achten, dass die Lenkerbügel verstellbar und ergonomisch geformt sind. Nach unten gebogene Lenker sind nur etwas für Rennräder. Ob Sie einen waagrechten Sportlenker wählen oder einen nach oben gebogenen so genannten Gesundheitslenker, ist fast schon Geschmackssache. Beim Gesundheitslenker muss man den Rücken nicht so stark krümmen, und das ist bei längeren Fahrten viel angenehmer. Vor allem für ältere Menschen!

Schaltung, Federung und Gewicht

Was die Schaltung angeht, ist bei den City-Bikes die Nabenschaltung mit fünf bis sieben Gängen und bei den Trekking-Bikes und Mountain-Bikes die Kettenschaltung mit 24 bis 27 Gängen heute Standard.

Für Gesundheits- und Koronarsportler halten wir dabei „Kettler“-Fahrräder für besonders geeignet, weil sie nicht nur über die neuesten Schalttechniken verfügen, sondern mit Vollfederung und leichten, witterungsbeständigen Aluminiumrahmen auch besonders guten Fahrkomfort und herausragende Werte in puncto Sicherheit aufweisen. Für Herzpatienten ist auch ein Tachometer anzuraten, mit dem man gut die Belastungsgrößen dosieren kann.

Wichtig ist noch, dass das Rad nicht zu schwer ist. Moderne Tourenräder, z. B. nichtrostende Aluminium-Fahrräder, sind schon bis auf ein Gewicht von 12 bis 13 Kilogramm „abgemagert“. Ein nicht zu unterschätzender Vorteil für den Radwanderer, vor allem für den älteren oder Herz-Kreislauf-Patienten, denn das Fahrrad muss doch immer mal wieder angehoben oder ein Stück geschoben werden.

Bereifung, Felgen, Bremsen

Die Reifen sollten nicht zu schmal sein, damit Sie sowohl auf holprigen Stadtstraßen wie auch auf unbefestigten Wald- oder Feldwegen fahren können. Bei den breiten bis mittleren Reifen des Tourenrades sind Schlauch und Reifen getrennt, nur die schmalen Reifen der Rennräder sind schlauchlos. Bei der Reifengröße empfehlen sich die 28-Zoll-Räder.

Außerdem raten wir Ihnen auf jeden Fall zu rostfreien Speichen und Felgen, die sich bestens bewährt haben und z. B. bei der Firma Kettler automatisch zum Standard gehören.

Bei den Bremsen werden zunehmend nur Felgenbremsen mit Leerlauf angeboten. Beim City-Bike halten wir Rücktrittbremse hinten und Felgenbremse vorne für das Vernünftigste und Robusteste.

Radfahren als richtig dosiertes Herz-Kreislauf-Training

Das Anfängerprogramm ist so konzipiert, dass jeweils in den „Radtour-Tempo-Phasen" gute Möglichkeiten zur Pulsfrequenzmessung bestehen. Wenn Sie das Anfängerprogramm so absolviert haben, haben Sie am Ende auch ein gutes Gefühl für die Ihnen angemessene Belastung. Eine gelegentliche Kontrollmessung während Ihres Trainings wird Ihnen das bestätigen.

Gerade beim Radfahren, etwa in einem hügeligen Gelände, verändern sich die Herz-Kreislauf-Belastungen sehr schnell. Wie aber können Sie feststellen, ob und wann Sie beim Radfahren beispielsweise mit Ihrem individuell richtigen Belastungspuls fahren?

Es wäre sehr mühsam, immer wieder anzuhalten und die Pulsfrequenz messen. Deshalb empfehlen wir jedem Gesundheits-, Präventions- oder Koronarsportler, der das Radfahren zu seiner Herz-Kreislauf-Sportart macht, sich ein gutes Pulsfrequenzmessgerät mit Brustband und Armbanduhr zuzulegen, etwa von „Polar", das es bereits ab 50 Euro gibt.

Mit der mitgelieferten Halterung kann diese Armband-Pulsuhr auf die Lenkstange geschnallt werden, sodass Sie während der Radfahrt zu jeder Zeit mit einem Blick Ihre Pulsfrequenz kontrollieren können und nie Angst haben müssen, sich zu übernehmen. Maßstab der für Sie richtigen Trainingsintensität ist die Pulsfrequenz, wie sie sich aus der folgenden Tabelle ergibt.

Pulsfrequenztabelle für das Radfahrtraining

Ruhe-Pulsfrequenz pro Min.	Alter in Jahren unter 30	30–39	40–49	50–59	60–70	über 70
unter 50	135	135	130	125	120	115
50–59	135	135	130	125	120	115
60–69	140	140	135	130	125	120
70–79	140	140	135	130	125	120
80–89	145	140	135	130	125	120
90–100	145	145	140	135	130	125
über 100	150	145	140	140	135	125

Hinweis für den Koronarsportler: Diese Trainingspulsfrequenzen gelten nur, wenn vom Arzt keine anderen empfohlen werden.

Radfahrprogramm für Anfänger

- **Dauer:** 12 Wochen
- **Häufigkeit:** Mindestens 3- bis 4-mal wöchentlich
- **Intensität:** Siehe Pulsfrequenztabelle auf S. 122
- **Fahrtroute:** Möglichst ebene Strecke
- **Das Programm:**

1. Woche: 30 Minuten mit einem Tempo wie bei einer längeren Radtour.

2. Woche: 30 Minuten mit Tempo „Radtour“, wobei 2–3 Phasen à 5 Minuten mit erhöhtem Tempo (individuelle Trainingspulsfrequenz) eingeschaltet werden sollten.

3./4. Woche: Radtourtempo/Trainingstempo (indiv. Trainingspulsfrequenz) im Wechsel: 10 Minuten Radtourtempo/3 Minuten Trainingstempo, 5 Minuten Radtourtempo/3 Minuten Trainingstempo, 10 Minuten Radtourtempo

5./6. Woche: Radtourtempo/Trainingstempo im Wechsel: 10 Minuten Radtourtempo/5 Minuten Trainingstempo, 5 Minuten Radtourtempo/5 Minuten Trainingstempo, 5 Minuten Radtourtempo

7./8. Woche: Radtourtempo/Trainingstempo im Wechsel: 5 Min. Radtourtempo/8 Min. Trainingstempo, 5 Min. Radtourtempo/8 Min. Trainingstempo, 5 Min. Radtourtempo

9./10. Woche: Radtourtempo/Trainingstempo im Wechsel: 5 Min. Radtourtempo/10 Min. Trainingstempo, 5 Min. Radtourtempo/10 Min. Trainingstempo, 5 Min. Radtourtempo

11./12. Woche: Radtourtempo/Trainingstempo im Wechsel: 5 Min. Radtourtempo/20 Min. Trainingstempo, 5 Min. Radtourtempo

Radfahrprogramm für Fortgeschrittene

- **Häufigkeit:** Mindestens 3- bis 4-mal wöchentlich
- **Intensität:** Siehe Pulsfrequenztabelle
- **Das Programm:** Radfahrtraining von 20 Minuten, wobei sich die Belastungsdauer je nach individuellem Interesse und Leistungsvermögen auf 30, 40 oder mehr Minuten erhöhen kann und in eine Phase der Stabilisierung einmünden sollte, die beibehalten wird.

Eine wirksame Trainingseinheit „Ausdauerradfahren“ umfasst mit fünf Minuten Ein- und Ausfahren etwa eine halbe Stunde. Bei drei Trainingseinheiten pro Woche wären das insgesamt eineinhalb Stunden Zeitaufwand pro Woche für Ihre Gesundheit, der Ihrem Zeitbudget sicherlich zumutbar ist. Wenn Sie diese 20 Minuten im Trainingstempo mindestens zweimal pro Woche absolvieren, erzielen Sie auf Dauer einen recht positiven

Effekt für Ihre Gesundheit. Noch besser ist es, wenn Sie ein drittes Fahrradtraining schaffen – vielleicht am Wochenende. Das Wochenendtraining können Sie dabei gut in eine längere Radtour „einpacken“, wobei Sie immer mal wieder kürzere Strecken schneller fahren oder Steigungen ohne abzusteigen zu bewältigen versuchen. In solchen Phasen sollte Ihr Puls dann jeweils die für Sie individuell gültige Pulsfrequenz erreichen.

Skilanglauf und Skiwandern

Kennen Sie etwas Erfrischenderes, Belebenderes und Ausgleichenderes, als auf Langlaufskiern durch eine tiefverschneite Winterlandschaft zu gleiten? Wenn dann noch die Sonnenstrahlen im Schnee glitzern und die reine Winterluft die Lungen durchströmt? Der Winter hat seine eigenen Reize. Wenn Sie diese lieben und etwas für Ihre Gesundheit und Ihr Wohlbefinden tun möchten, dann ist das Skilanglaufen oder Skiwandern genau der richtige Ausdauersport für Sie.

Selbst wenn Sie noch nie auf Skiern gestanden sind, schaffen Sie es mit einem Wochenendkurs. Deshalb, und weil der Skilanglauf etwas für jedes Alter ist und auch keine erhöhte Verletzungsgefahr mit sich bringt, gehört er schon zum Rehabilitationsprogramm vieler Sanatorien und Kurkliniken.

Der wichtigste Grund dafür ist natürlich, dass diese Sportart geradezu wie gemacht ist für die Prävention und Rehabilitation von Herz-Kreislauf-Krankheiten. Dafür wurde zu Recht der populäre Slogan mit den drei „L“ erfunden: „Langläufer leben länger“. Außerdem ist dieser Sport ein ausgezeichnetes Training für die gesamte Rumpfmuskulatur, also für Rücken-, Bauch- und Schultermuskeln, nicht nur für die Beine. Skilanglauf und Skiwandern kann man deshalb sogar eine hervorragende „Wirbelsäulengymnastik“ nennen.

Gemächlich oder intensiv trainieren

Die beiden Begriffe Skiwandern und Skilanglauf bezeichnen weitgehend dasselbe, wobei allerdings Skilanglauf stets daran erinnern sollte, dass hiermit eher das gezielte Ausdauertraining im Vordergrund steht, während bei Skiwandern mehr ein unsystematisches, allgemeines Herz-Kreislauf-Training erfolgt. Für das Skilanglauf-Training wird in der Aufbauphase zwischen „Skiwandern“ und „Skilanglaufen mit individueller Trainingspulsfrequenz“ unterschieden. Skiwandern bedeutet ruhiges und gemächliches Gehen in der Loipe, wobei die Gleitphasen jeweils sehr kurz sind. Beim „Skilanglaufen mit individueller Trainingspulsfrequenz“ ist vorausgesetzt, dass Sie den Diagonalschritt beherrschen. Den genauen Wert Ihrer Pulsfrequenz können Sie der Tabelle auf Seite 125 entnehmen.

Beim Aufbau des folgenden Skilanglauf-Trainingsprogramms wurde berücksichtigt, dass Sie meist nur einmal pro Woche Skilanglauf betreiben können und zur Ergänzung noch mindestens ein- bis zweimal pro Woche in einer anderen Ausdauersportart trainieren. Das Trainingsprogramm wurde auf eine Gesamtdauer von acht Wochen begrenzt, weil eine durchgehend schneesichere Zeit von mehr als zwei Monaten nur selten gegeben ist.

Unerlässlich – die richtige Vorbereitung

Die richtige Durchführung des Skilanglaufprogramms gewährleistet ein optimales Herz-Kreislauf-Training. Bevor Sie mit dem Ausdauertraining im Skilanglauf beginnen, sollten Sie nicht nur über ein ausreichendes technischen Können verfügen. Auch eine gute allgemeine körperliche Leistungsfähigkeit ist eine wichtige Voraussetzung für das Skilanglauf-Trainingsprogramm.

Bevor Sie in die Loipe gehen oder eine Skiwanderung unternehmen, sollten Sie eine kleine Aufwärmgymnastik voranstellen, die der körperlichen Vorbereitung und psychischen Einstimmung dient. Die Aufwärmübungen werden in der Regel ohne Gerät durchgeführt. Sie können dabei aber auch die Stöcke und Skier mit einbeziehen. Besonders wichtig sind Lockerung und Dehnung der Bein-, Arm-, Schulter- und Rückenmuskulatur.

Pulsfrequenztabelle für das Skilanglauftraining

Ruhe-Pulsfrequenz pro Min.	Alter in Jahren unter 30	30–39	40–49	50–59	60–70	über 70
unter 50	140	140	135	130	125	120
50–59	140	140	135	130	125	120
60–69	145	145	140	135	130	125
70–79	145	145	140	135	130	125
80–89	150	145	140	135	130	125
90–100	150	150	145	140	135	130
über 100	155	150	145	145	140	130

Hinweis für den Koronarsportler: Diese Trainingspulsfrequenzen gelten nur, wenn vom Arzt keine anderen empfohlen werden.

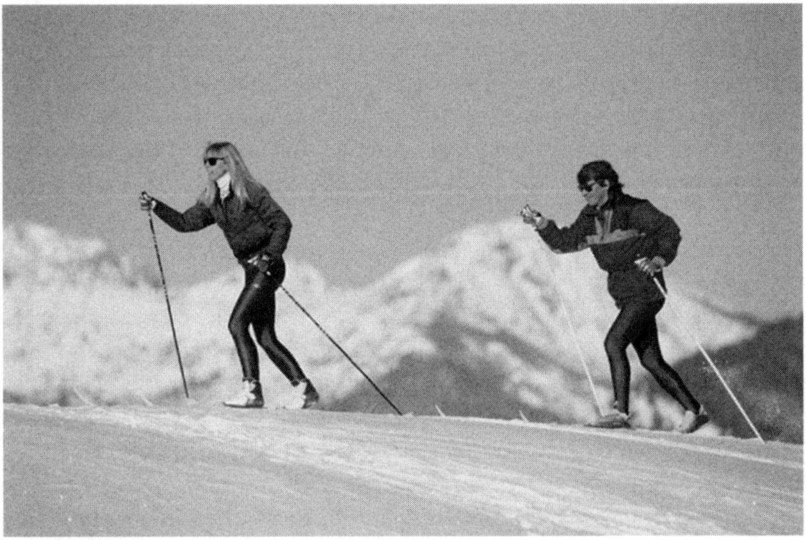

Auf Langlaufskiern durch den Schnee zu gleiten ist ein herrliches Wintervergnügen und dazu ein perfektes Ganzkörpertraining.

Skilanglaufprogramm für Anfänger

- **Dauer:** Acht Wochen
- **Häufigkeit:** 1- bis 2-mal pro Woche
- **Intensität:** Siehe Pulsfrequenztabelle auf S. 125
- **Ergänzung:** Ihre Ausdauer wird bei diesem Programm nur dann effektiv trainiert, wenn Sie zusätzlich zum Skilanglauf mindestens 1- bis 2mal pro Woche ein Ausdauertraining in einer weiteren Sportart durchführen, z. B. auf dem Skilanglauf-Fitnessgerät zu Hause. Diese exzellente Erfindung des Skilanglauf-Hometrainers (vertrieben von der Firma AICON), der die Bewegungen des Sklilanglaufs optimal nachahmt, ermöglicht es passionierten Anhängern dieser Sportart, die Ganzkörpersportart Skilanglauf während des ganzen Jahres zu praktizieren, im Wohnzimmer, Keller oder auf der Terrasse.
- **Das Programm:**

1. Woche:	10–20 Min. gemächliches Skiwandern
2. Woche:	15–20 Min. Skiwandern mit unterschiedlichem Tempo
3. Woche:	Skiwandern/Skilanglauf im Diagonalschritt (individuelle Trainingspulsfrequenz) im Wechsel: 5 Min. Skiwandern/5 Min. Skilanglauf, 5 Min. Skiwandern/5 Min. Skilanglauf, 5 Min. Skiwandern

4. Woche: Skiwandern/Skilanglauf im Wechsel: 3 Min. Skiwandern/7–8 Min. Skilanglauf, 3 Min. Skiwandern/7–8 Min. Skilanglauf, 3 Min. Skiwandern

5. Woche: Skiwandern/Skilanglauf im Wechsel: 3 Min. Skiwandern/10 Min. Skilanglauf, 3 Min. Skiwandern/10 Min. Skilanglauf, 3 Min. Skiwandern

6. Woche: Skiwandern/Skilanglauf im Wechsel: 5 Min. Skiwandern/15 Min. Skilanglauf, 5 Min. Skiwandern

7. Woche: Skiwandern/Skilanglauf im Wechsel: 5 Min. Skiwandern/18 Min. Skilanglauf, 5 Min. Skiwandern

8. Woche: Skiwandern/Skilanglauf im Wechsel: 5 Min. Skiwandern/20 Min. Skilanglauf, 5 Min. Skiwandern

Skilanglaufprogramm für Fortgeschrittene

- **Häufigkeit:** 1- bis 2-mal pro Woche; in Verbindung mit ein- oder zweimaligem Training in einer anderen Ausdauersportart
- **Intensität:** Siehe Pulsfrequenztabelle auf S. 125
- **Das Programm:** Skilanglauftraining von 20 Minuten, wobei sich die Belastungsdauer je nach individuellem Interesse und Leistungsvermögen auf 30, 40 oder mehr Minuten erhöhen kann und in eine Phase der Stabilisierung einmünden sollte, die beibehalten wird.

Training mit Heim-Fitnessgeräten

Ein Heim-Fitnessgerät kann eine sinnvolle Ergänzung zu einer anderen sportlichen Betätigung darstellen. Einmal im Bereich der Kraft und Ausdauer und zum anderen als Ersatztraining im Ausdauerbereich in der dunklen Jahreszeit, bei schlechten Witterungsverhältnissen oder zeitlichen Engpässen. Es gibt eine große Anzahl verschiedener Heimtrainingsgeräte, viele davon dienen dem Krafttraining, die hier nicht Gegenstand unseres Interesses sind. Allenfalls als maßvoll gesetztes Zusatztraining zu den Gymnastikübungen können zum Beispiel Hanteln durchaus sinnvoll sein. Heim-Fitnessgeräte speziell für das Herz-Kreislauf-Training, wie wir es hier besprechen, sind das Fahrradergometer, Laufband, Stepper, Ellipsentrainer und das Skilanglaufgerät. Darüber hinaus gibt es noch einige andere gute Gründe, die für ein Herz-Kreislauf-Training, sowohl im präventiven wie rehabilitativen Bereich, zu Hause sprechen: In der Frühphase der Rehabilitation von Herzinfarktpatienten ist ein Hometrainer sinnvoll, weil mit ihm auf einem sehr niedrigen Belastungsniveau äußerst fein dosiert werden kann. Es gibt durchaus eine ganze Reihe von Personen, die den Willen und die Disziplin aufbringen, ein Heimtrainingsgerät auch langfristig regelmäßig zu benutzen.

Das Fahrradergometer im Koronarsport

Das Fahrradergometer ist das bei uns immer noch am weitesten verbreitete Ausdauer-Heim-Fitnessgerät, im Unterschied etwa zu den USA, wo sowohl im Gesundheitssport wie auch im Präventions- und Rehabilitationssport das Laufband bei den Hometrainern den ersten Platz einnimmt. Gute Heim-Fitnessgeräte sind vor allem aufgrund der leichten Bedienbarkeit, der genauen Programmsteuerung und exakten Dosierbarkeit der Trainingsleistungen gleichermaßen für den präventiven wie rehabilitativen Sport geeignet. Bei den heute angebotenen Fahrradergometern reicht die Palette vom einfachen Standfahrrad für ein paar hundert Euro bis zum elektronisch gesteuerten Superergometer für einige tausend Euro. Aber auch beim Fahrradergometer gilt: Das Teuerste muss nicht immer das Beste sein.

Pulsfrequenztabelle für das Training mit Heim-Fitnessgeräten

Ruhe-Pulsfrequenz pro Min.	Alter in Jahren unter 30	30–39	40–49	50–59	60–70	über 70
unter 50	140	140	135	130	125	120
50–59	140	140	135	130	125	120
60–69	145	145	140	135	130	125
70–79	145	145	140	135	130	125
80–89	150	145	140	135	130	125
90–100	150	150	145	140	135	130
über 100	155	150	145	145	140	130

Hinweis für den Koronarsportler: Diese Trainingspulsfrequenzen gelten nur, wenn vom Arzt keine anderen empfohlen werden.

Welches Gerät ist das richtige?

Bereits ab 750 Euro können Sie ein Gerät bekommen, das die folgenden Grundanforderungen für ein therapeutisches Herz-Kreislauf-Training erfüllt:

- Das Fahrradergometer sollte einen stabilen, rutschfesten und sicheren Stand und tiefen Einstieg haben. In aller Regel garantiert ein TÜV-Siegel für die Sicherheit des Geräts.

- Lenker und Sattel sollten verstellbar sein. Machen Sie aber in jedem Fall vor dem Kauf ein Probesitzen und -fahren. Bei der tiefsten Pedalstellung sollte die Ferse auf dem Pedal ruhen und das Bein gestreckt sein. Der Abstand Sattel-Lenker sollte etwa eine Unterarmlänge betragen, während die Höhe des Lenkers ungefähr zwei bis drei Zentimeter unter Sattelhöhe liegen sollte.
- Das Fahrradergometer sollte über eine elektromagnetische Wirbelstrombremse verfügen, die über den Trainingscomputer drehzahlunabhängig den Tretwiderstand bzw. Belastungsbereich regelt. Dieser sollte in 5-Watt-Stufen von 25 bis 400 Watt regulierbar sein. Es sollte aber auch eine manuelle Belastungssteuerung möglich sein.
- Ein Riemenantrieb sorgt für einen leisen Lauf und ermöglicht auch bei Einstellung höherer Widerstände ein ruckfreies Fahren mit rundem, flüssigem Treten.
- Ihr Fahrradergometer sollte in jedem Fall über einen Trainingscomputer mit gut ablesbarem Display und ständiger Digitalanzeige der Wattbelastung, Pulsfrequenz, Trittfrequenz, Kalorienverbrauch, Zeit und Trainingsstrecke verfügen.
- Für ein abwechlsungsreiches Training ist es wichtig, dass das Farradergometer Zusatzprogramme aufweist, z. B. Berg- und Talprogramme und auf das individuelle Leistungsvermögen einstellbare Fitnessprogramme. Allerdings kosten diese Heimtrainer mit Computersteuerung und Zusatzprogrammen zwischen 1000 und 1500 Euro.

Das Ausdauertraining auf dem Fahrradergometer

Ebenso wie bei jedem anderen Ausdauertraining sind auch beim Rad-Ergometertraining die drei Belastungsgrößen Dauer, Intensität und Häufigkeit entscheidend. Die Belastungsintensität als entscheidende Größe, mit der Sie fahren sollten, entspricht der Watt-Leistung bzw. Trainingspulsfrequenz, wie sie sich für Sie aus der Pulsfrequenztabelle ergibt. Die Tabellenwerte geben jeweils eine Belastungsintensität von etwa 65 Prozent der individuellen maximalen Leistungsfähigkeit an. Eine höhere Belastung wäre gerade für viele Koronarsportler falsch, zumal es auch schnell zur Übersäuerung der Muskeln kommt und eine niedrigere (unter 50 Prozent) führt zu keinen positiven Herz-Kreislauf-Trainingseffekten. Neben Wattleistung und Puls kann auch die Atemfrequenz zur Dosierung der Belastung herangezogen werden. Entsprechend dem Slogan: „Laufen ohne zu schnaufen“ hieße es für das Standfahrrad „Radeln ohne zu schnaufen“. Sie sollten sich also während des Trainings auf dem Ergometer noch unterhalten können. Auf keinen Fall dürfen Sie außer Atem kommen und eine Atemfrequenz von etwa 30 bis 35 Zügen pro Minute überschreiten. Als Belastungsdauer sollten mindestens zehn Minuten angestrebt werden, höchstens 30. Dabei wird der Untrainierte nicht auf Anhieb dieses Minimum ohne Überanstrengung erreichen. Deshalb muss dem eigentlichen Ausdauertraining eine Aufbauphase vorangehen.

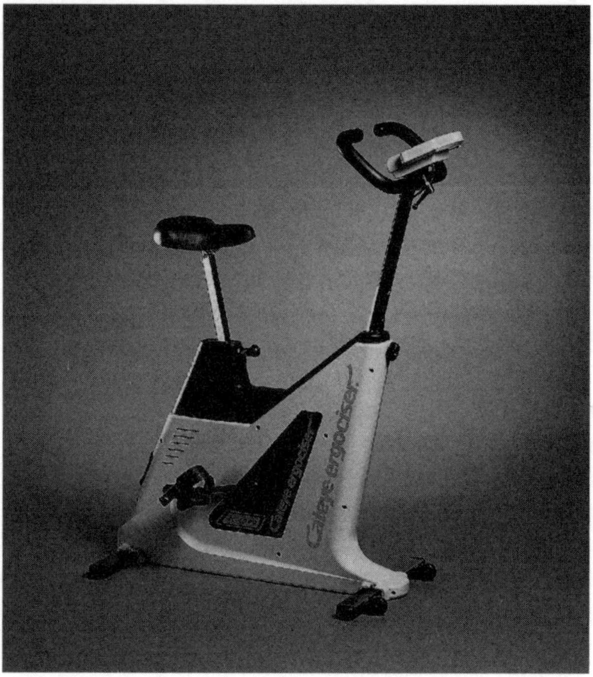

Das Fahrrad-Ergometer EC-1200 von CATEYE ist sowohl für ein Präventions- als auch für ein Rehabilitationstraining im Herz-Kreislauf-Bereich hervorragend geeignet.

Besser häufiger und kürzer trainieren

Allerdings steht die zeitliche Dauer in engem Zusammenhang mit der Trainingshäufigkeit. Als Grundsatz gilt: Häufigeres Training bis hin zu täglichem Ergometerfahren mit kürzerer Dauer ist wirksamer als nur wöchentlich ein- oder zweimaliges von jeweils längerer Dauer. Als ein gutes Mittelmaß haben sich etwa 15 bis 20 Minuten alle zwei Tage bewährt, wenn man zusätzlich einen anderen Ausdauersport betreibt, am besten an den „Pausentagen".

15 Minuten schafft man normalerweise ganz gut, ohne das Strampeln langweilig zu finden. Für den Koronarpatienten ergeben sich noch einige zusätzliche Aspekte. Weil nach einem Herzinfarkt die Herz-Kreislauf-Leistungsfähigkeit oft erheblich eingeschränkt ist, muss die sich aus der ärztlichen Belastungsuntersuchung ergebende individuelle Sollpulsfrequenz strikt beachtet werden, weil es sonst leicht zu Herzmuskeldurchblutungsstörungen und damit zu einer Gefährdung kommen kann.

Schließlich sollten Sie beim Training bedenken, dass der Kreislauf einige Zeit braucht, bis er „in Schwung" kommt. Es wäre deshalb falsch, sofort mit einer hohen Wattzahl zu beginnen.

Fahren Sie sich anfangs langsam ein, indem Sie während der ersten Minute mit einem Drittel der angestrebten Leistung in die Pedale treten, dann in der nächsten Minute auf zwei Drittel erhöhen und darauf erst ab der dritten Minute ganz auf Ihrer Belastungsstufe fahren, die Sie dann während der gesamten Trainingseinheit einhalten sollten. In der letzten Minute ist ein „Ausfahren" mit allmählichem Leistungsabfall sinnvoll.

Fahrradergometer-Programm für Anfänger

- **Dauer:** 12 Wochen
- **Häufigkeit:** Mindestens 3- bis 4-mal wöchentlich
- **Intensität:** Siehe Pulsfrequenztabelle auf S. 128
- **Das Programm:**

1./2. Woche: Gemütliches Fahren/Trainingsfahren (individuelle Trainingspulsfrequenz) im Wechsel: 2 x 1 Min. Trainingsfahren, Fahrpausen mit gemütlichem Fahren von 3 Min. vorher, dazwischen und nachher.

3./4. Woche: Gemütliches Fahren/Trainingsfahren im Wechsel: 3 x 1 Min. Trainingsfahren, Fahrpausen mit gemütlichem Fahren von 3 Min. vorher, dazwischen und nachher.

5./6. Woche: Gemütliches Fahren/Trainingsfahren im Wechsel: 3 x 2 Min. Trainingsfahren, Fahrpausen mit gemütlichem Fahren von 3 Min. vorher, dazwischen und nachher.

7./8. Woche: Gemütliches Fahren/Trainingsfahren im Wechsel: 2 x 3 Min. Trainingsfahren, „Fahrpausen" mit gemütlichem Fahren von 3 Min. vorher, dazwischen und nachher.

9.-12. Woche: Gemütliches Fahren/Trainingsfahren im Wechsel: 2 x 4 Min. Trainingsfahren plus Fahrpausen mit Steigerung um jeweils 1 Min. pro Woche bis auf 2 x 7 Min. Trainingsfahren mit jeweils 3 Min. Fahrpausen.

Fahrradergometer-Programm für Fortgeschrittene

- **Häufigkeit:** Mindestens 3- bis 4-mal wöchentlich
- **Intensität:** Siehe Pulsfrequenztabelle auf Seite 128
- **Das Programm:** Dauertraining von 15 Minuten, wobei sich die Belastungsdauer je nach individuellem Interesse und Leistungsvermögen mit der Zeit auf 20, 30 oder 40 Minuten erhöhen kann und in eine Phase der Stabilisierung einmünden sollte.

Herzschonend und -schützend: Gymnastik

Gymnastik ist eine der ältesten Sportarten überhaupt: Man kennt sie bereits im China des vierten Jahrtausends vor Christi Geburt. Damals war es noch selbstverständlicher als heute, dass man Gymnastik, auch um der Schönheit des menschlichen Körpers willen, ausübte.

Aber regelmäßige gymnastische Übungen fördern nicht nur ein ansehnliches Äußeres, sondern auch unser organisches Innenleben profitiert davon: Die Bänder und Gelenke werden kräftiger und geschmeidiger, das Zusammenspiel einzelner Muskelgruppen untereinander verbessert sich – und ebenfalls das der Muskeln und Nerven. Kurz: Unsere ganze Bewegungsökonomie wird günstig beeinflusst.

Warum tut gerade Gymnastik dem Herzen gut?
Gerade Letzteres ist von entscheidender Bedeutung für Herz-Kreislauf-Geschädigte, die keine allzu großen Leistungen mehr vollbringen können. Eine bessere Bewegungsökonomie kann diesen Mangel ausgleichen helfen. Denn je eingespielter die Bewegungen sind, desto weniger Energie verbrauchen die Muskeln für dieselbe körperliche Leistung, und desto weniger Arbeit hat das Herz zu verrichten.

Zudem ist Gymnastik gut gegen körperliche Verspannungen. Und wer seinen alltäglichen Beschäftigungen entspannt nachgeht, entlastet damit sein Herz.

Ein weiterer Vorteil der Gymnastik liegt darin, dass sie sich nahezu überall und zu jeder Gelegenheit durchführen lässt und schließlich auch mit angenehmer Musikbegleitung. Als „Warmmacher" vor jeder sportlichen Betätigung ist sie von unschätzbarem Wert.

Das sollten Sie beachten

Die nachfolgenden Programme beinhalten Übungen zur Dehnung, Lockerung und Beweglichmachung sowie zur Kräftigung, Schulung der Koordination und Verbesserung der allgemeinen Kondition. Die Gymnastikprogramme stellen eine Ergänzung zu Ihrem Ausdauersport dar und setzen keine besonderen Trainingsreize für Ihr Herz-Kreislauf-System. Mit einer wichtigen Ausnahme: Bei Herzinfarktpatienten führt bereits regelmäßige Gymnastik über eine verbesserte Bewegungsökonomie und die damit verbundene Verringerung des muskulären Energieaufwands zu einer Erhöhung der Herz-Kreislauf-Leistungsfähigkeit. Dieser „Trainingseffekt“ stellt vor allem bei den nicht ausdauertrainierbaren Herzinfarktpatienten mit einer Belastbarkeit bis 75 Watt schon eine wesentliche Verbesserung ihrer Herz-Kreislauf-Situation dar.

Wer Gymnastik als wirksames Herz-Kreislauf-Training betreiben möchte, muss sie entsprechend intensiv ausüben und die Belastungsgrößen Intensität, Dauer und Häufigkeit richtig dosieren. Eine solche Intensivgymnastik kann für denjenigen durchaus wichtig sein, der sein gewohntes Ausdauertraining aufgrund bestimmter Umstände (Reise, Jahreszeit) zeitweise unterbrechen muss und seinen Leistungsstand aufrechterhalten möchte. Damit die gymnastischen Übungen ihre volle Wirksamkeit entfalten, sollten Sie die folgenden Punkte beachten.

Trainingskleidung und -ort

Eine besondere Ausrüstung benötigen Sie nicht. Es versteht sich von selbst, dass Sie bei der Gymnastik im Freien entsprechend den Witterungsverhältnissen gekleidet sind: Sporthemd, Sporthose, barfuß bei warmem sowie Trainingsanzug und Turnschuhe bei kühlerem Wetter. In der Regel werden Sie Ihre Gymnastik in einem Raum durchführen, zu Hause, im Büro, in einem Hotelzimmer. Achten Sie darauf, dass Sie genügend Platz haben und sich nicht verletzen. Als Grundfläche genügt ein Bereich von etwa zwei mal zwei Metern. Wichtig ist, dass Sie genügend frische Luft haben, öffnen Sie deshalb die Fenster, wo immer nur möglich.

Im Zimmer genügt eine Turnhose, bei geöffnetem Fenster ist eventuell noch ein Pulli erforderlich. Als Unterlage für Übungen auf dem Boden empfiehlt sich eine kleine Matte, aber ein sauberer Teppichboden reicht auch.

Bei Gymnastikübungen im Freien sollte der Untergrund weich (Rasen) und frei von gefährlichen Gegenständen sein.

Zeitpunkt und Dauer Ihres Gymnastikprogramms

Nehmen Sie sich etwa 10 bis 15 Minuten Zeit für Ihre Gymnastik. Gymnastik heißt nicht, ein paar Kniebeugen, einige Rumpfschwünge, und dann fertig. Das können Sie sich sparen, es bewirkt praktisch gar nichts. Auch in der Gymnastik sollten Sie wie bei jeder anderen Sportart auf einen sinnvollen Aufbau und Ablauf der Übungen achten. Denken Sie daran: Der Erfolg Ihrer Gymnastik ist um so größer, je öfter das Programm wiederholt wird. Siebenmal in der Woche à zehn Minuten ist wirkungsvoller als zwei- bis dreimal pro Woche à 20 Minuten. Ein gut geeigneter Zeitpunkt für Ihre Gymnastik während des Tagesablaufs ist der Morgen nach dem Aufstehen und vor dem Duschen. Eine zehnminütige Gymnastik vertreibt den Schlaf und bringt Sie in Schwung! Je nach individuellem Tagesablauf ist natürlich auch ein anderer Zeitpunkt möglich. Für die Hausfrau oder den Rentner der späte Vormittag und für den eingefleischten Morgenmuffel der frühe Abend vor dem Essen. Oder auch mal zwischendurch die Arbeitspause im Büro oder im Werkraum. Wichtig ist nur, dass Ihnen Ihre tägliche Gymnastik eine liebe und feste Gewohnheit wird.

Der Übungsablauf

Für jede Gymnastik sollte der Übungsablauf wie folgt aussehen:

- Am Anfang steht die Aufwärmphase, damit der Kreislauf in Schwung kommt. Die Übungszahl und Belastung sollten in dieser Phase allmählich gesteigert werden.
- Der Hauptteil besteht aus gezielten Übungen: Dehnungsübungen, Koordinations- und Kräftigungsübungen.
- Den Abschluss und Ausklang bilden Dehnungs-, Lockerungs- und Entspannungsübungen besonders für die am stärksten beanspruchten Muskelgruppen.

Nach diesen Prinzipien sind auch die nachfolgenden Gymnastikprogramme aufgebaut. Jede Übung sollte mehrere Male wiederholt werden, und zwar während einer halben Minute anfangs vier- bis sechsmal, nach einigen Wochen dann zwischen acht- und zwölfmal. Ihre Pulsfrequenz sollte dabei nie die in der folgenden Tabelle angegebenen Werte überschreiten.

Pulsfrequenztabelle für die Gymnastik

Ruhe-Pulsfrequenz pro Min.	Alter in Jahren					
	unter 30	30–39	40–49	50–59	60–70	über 70
unter 50	140	140	135	130	125	120
50–59	140	140	135	130	125	120
60–69	145	145	140	135	130	125
70–79	145	145	140	135	130	125
80–89	150	145	140	135	130	125
90–100	150	150	145	140	135	130
über 100	155	150	145	145	140	130

Hinweis für den Koronarsportler: Diese Trainingspulsfrequenzen gelten nur, wenn vom Arzt keine anderen empfohlen werden.

Achten Sie auf Ihr Wohlbefinden

Achten Sie besonders zu Beginn Ihres Gymnastiktrainings auf Ihre Atmung: Während der Übungen sollten Sie niemals die Luft anhalten und pressen, sondern immer im rhythmischen Wechsel von Anspannung und Entspannung ein- und ausatmen. Zwischen den einzelnen Übungen sind kleine Pausen einzuschalten, die durch bewusste Atmung oder „Ausschütteln" der beanspruchten Gliedmaßen als „Aktivpausen" genutzt werden sollten.

Bei plötzlich auftretenden Beschwerden sollten Sie Ihr Gymnastikprogramm sofort unterbrechen. Halten die Beschwerden an oder verschlimmern sie sich gar, sollte gegebenenfalls der Arzt aufgesucht werden.

Am Ende des Übungsprogramms sollten Sie sich immer noch Zeit zum Duschen nehmen, denn nach einer zehnminütigen Gymnastik werden Sie in der Regel sicherlich schwitzen.

Wenn Sie sich nicht extra umziehen oder duschen können, etwa bei gymnastischen Übungen im Büro, strengen Sie sich entsprechend weniger an, sodass Sie nicht in verschwitzten Kleidern herumlaufen müssen.

Gymnastikprogramm für Herzpatienten bis 75 Watt Belastbarkeit

Das folgende Übungsprogramm ist geeignet für Personen mit einer Leistungsfähigkeit bis 75 Watt bzw. weniger als ein Watt pro Kilogramm Körpergewicht (= Herz-Übungsgruppen-Teilnehmer).

- Anzahl der Übungen: 13
- Übungsdurchführung: Anfangs jede Übung etwa fünfmal wiederholen, danach zehn Sekunden Pause. Die Wiederholungszahl pro Übung allmählich auf etwa zehn steigern. Es dürfen keine Schmerzen auftreten, sonst abbrechen und Arzt unterrichten. Richtige Ausführung und gleichmäßige Atmung sind wichtig.
- Übungshäufigkeit: Das Gymnastikprogramm sollte drei- bis viermal pro Woche, besser aber täglich durchgeführt werden.
- Übungsintensität: Die Übungsintensität sollte in jedem Falle mit dem behandelnden Arzt abgesprochen werden.

Aufwärmung

1. Armschwingen im Sitzen

Ausführung: Im Sitzen auf einem Stuhl oder Hocker beide Arme locker vor- und zurückschwingen.

Variation: Gegengleiches Schwingen; mit beiden Armen kreisen; Bewegungsfrequenz steigern.

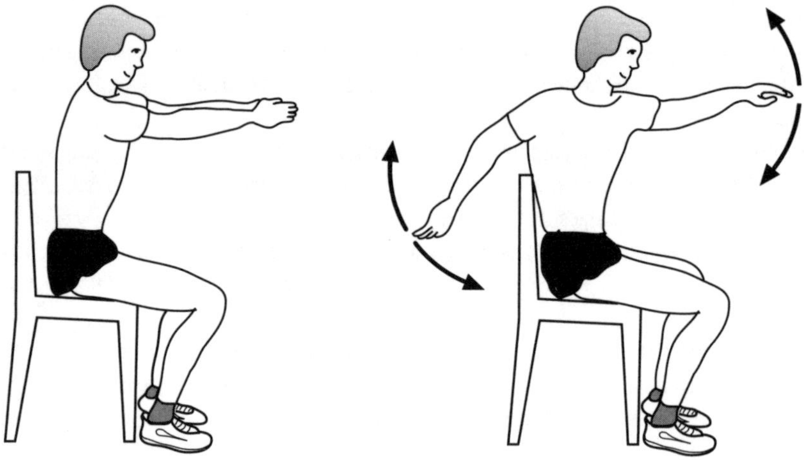

2. Beinbewegungen im Sitzen

Ausführung: Im Sitzen auf einem Stuhl/Hocker abwechselnd mit den Füßen möglichst weit vor, auf dem Boden auftippen und zurückführen; dabei seitlich am Stuhlsitz festhalten.

Variation: Seitwärts mit dem Fuß auftippen und wieder zurückführen; abwechselnd mit Fußballen und Ferse auftippen; Beine spreizen oder übereinander führen.

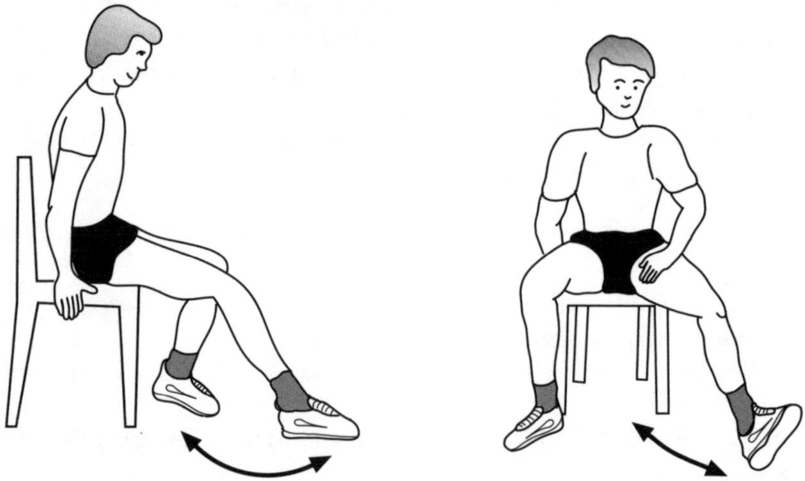

Beweglichkeit

3. Schultern heben und senken

Ausführung: Beide Schultern gleichzeitig heben und senken.

Variation: Abwechselnd vor und über dem Körper in die Hände klatschen.

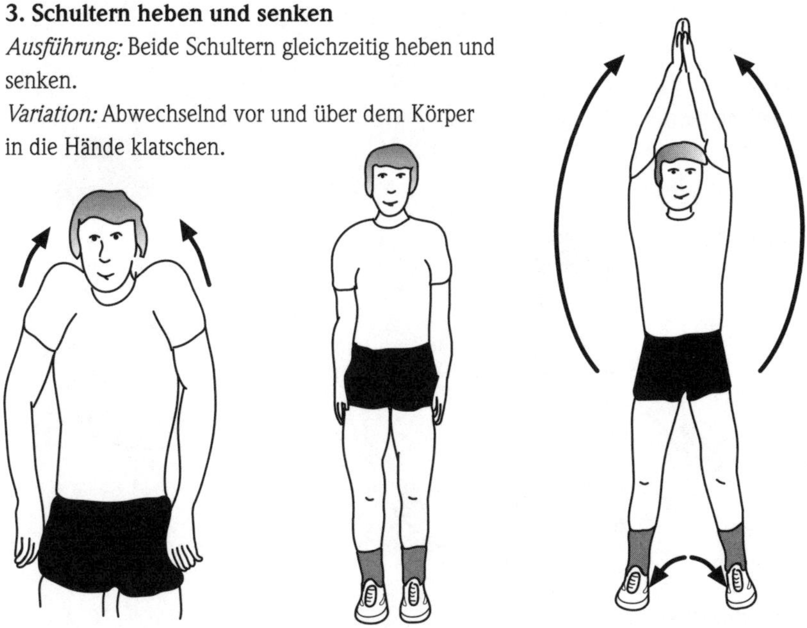

4. Rumpfbeugen im Sitzen auf dem Stuhl

Ausführung: Rumpf langsam – Wirbel für Wirbel – senken und wieder aufrichten; gleichmäßig atmen.

Variation: Rumpf drehen – abwechselnd einen Arm langsam über Schulterhöhe nach hinten führen.

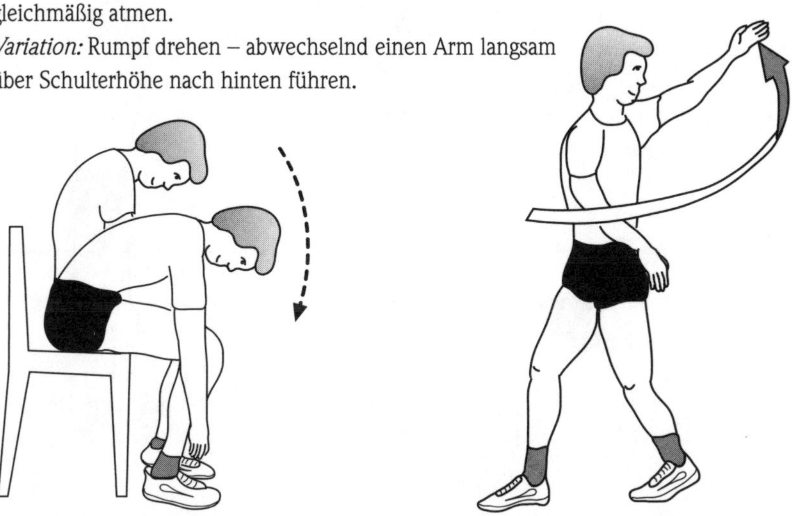

5. Beinschwingen am Stuhl

Ausführung: An der Stuhllehne festhalten und abwechselnd linkes und rechtes Bein vor- und zurückschwingen.

Variation: Abwechselnd mit den Beinen Achterkreisen; seitwärts schwingen.

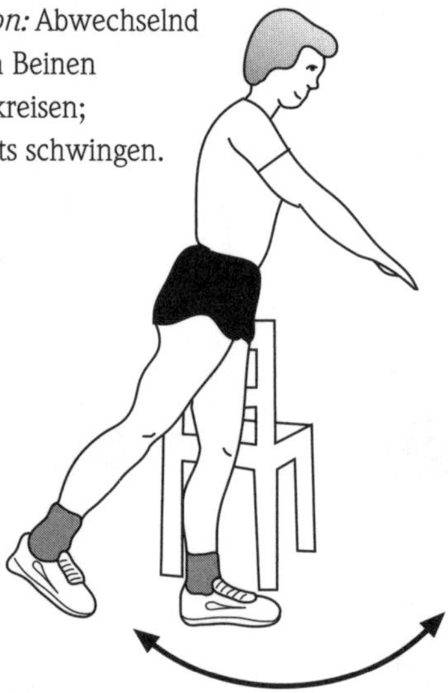

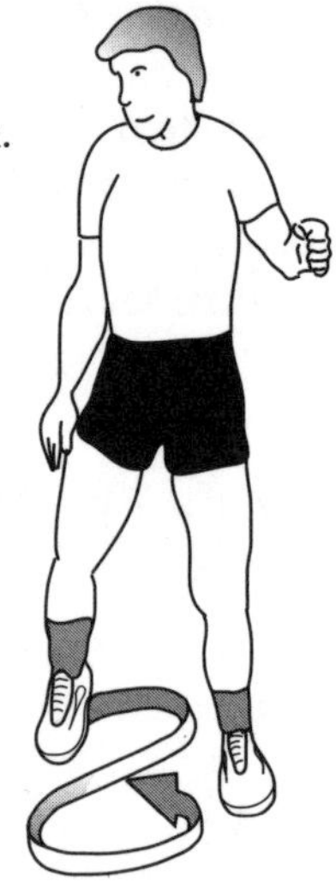

Koordination

6. Übungen mit dem Gymnastikball

Ausführung: Im Sitzen auf dem Stuhl/Hocker den Gymnastikball hochwerfen und wieder fangen.

Variation: Wechselweise mit linker und rechter Hand werfen und fangen; im Stehen.

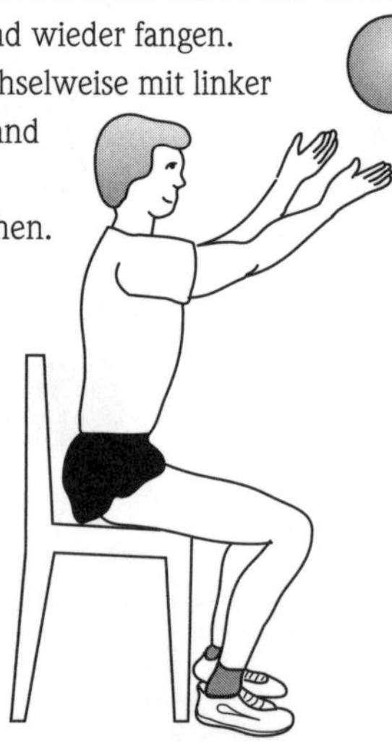

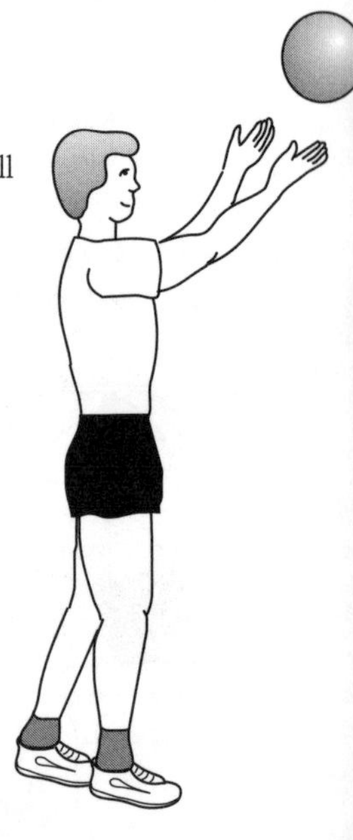

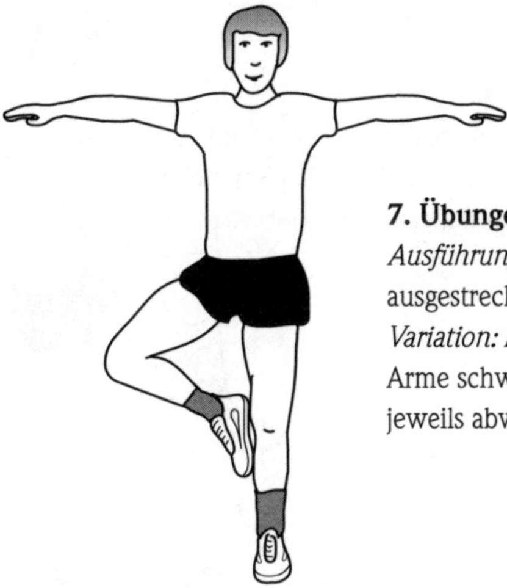

7. Übungen für das Gleichgewicht
Ausführung: Oberkörper aufrecht, Arme seitlich ausgestreckt; abwechselnd auf einem Bein stehen.
Variation: Arme über den Kopf führen und zurück; Arme schwingen, kreisen, rückwärts, vorwärts; jeweils abwechselnd auf einem Bein stehen.

8. Balancierübungen im Stehen/Sitzen
Ausführung: Im aufrechten Stand abwechselnd mit der linken und rechten Hand einen Stab balancieren.

Variation: Im Sitzen auf einem Hocker/Stuhl balancieren; hinsetzen und aufstehen mit dem Stab; abwechselnd mit linker und rechter Hand.

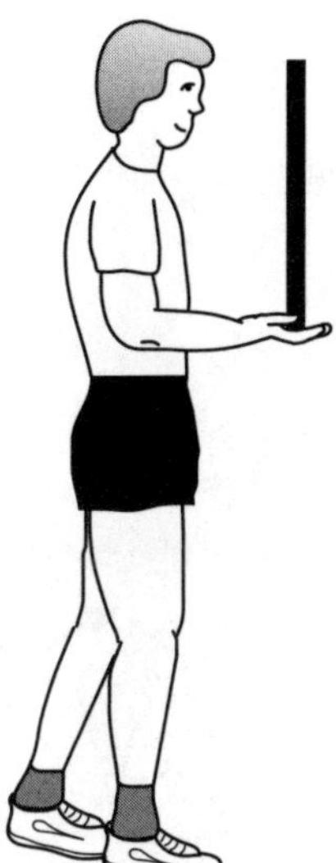

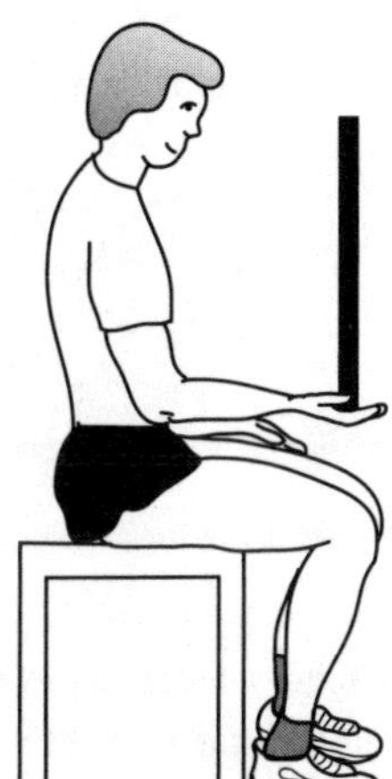

Kräftigung

9. Übungen für Bein- und Hüftmuskeln

Ausführung: Mit der Hand an der Stuhllehne seitlich vor dem Stuhl aus dem Stand abwechselnd linken und rechten Fuß auf den Sitz stellen.
Variation: Abwechselnd linkes und rechtes Bein anheben und unter dem Oberschenkel in die Hände klatschen.

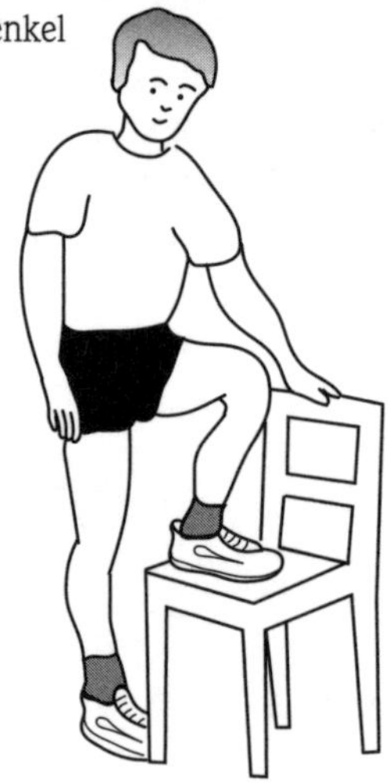

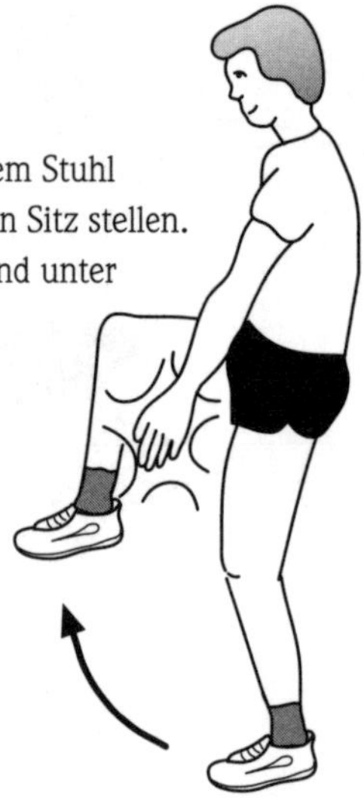

10. Übungen für die Rumpfmuskulatur

Ausführung: In der Bauchlage Kopf und Schulter leicht anheben, nach unten schauen – gleichmäßig atmen – Kopf wieder zurücklegen.

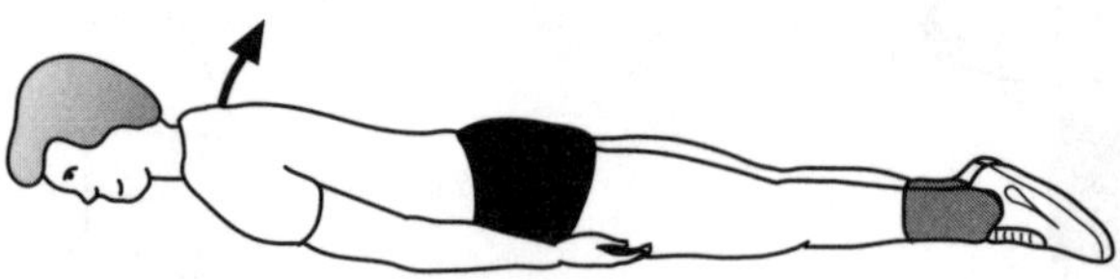

Variation: In der Rückenlage Kopf und Schulter langsam anheben – gleichmäßig atmen – Kopf wieder zurücklegen.

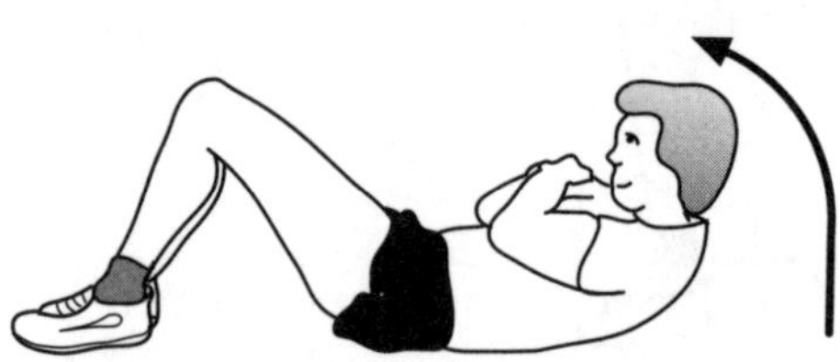

11. Übungen für Arm- und Schultermuskulatur
Ausführung: Im Sitzen auf Stuhl/Hocker bei aufrechtem Oberkörper Brustschwimmbewegungen mit den Armen machen.
Variation: Beim Vorbringen der Arme Oberkörper etwas nach vorne beugen, beim Rückführen wieder aufrichten; Arme kraftvoll nach vorne stoßen (Schattenboxen).

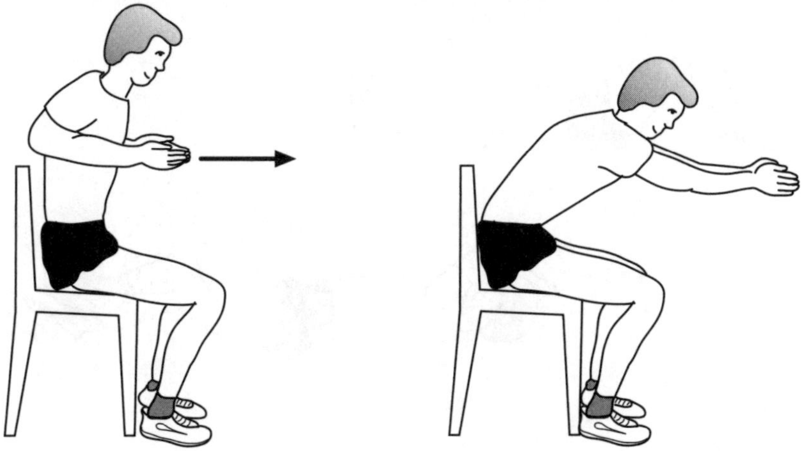

Ausklang

12. Lockerung durch Ausschütteln
Ausführung: Im Sitzen auf einem Stuhl/ Hocker mit den Händen am Stuhlrand festhalten, die leicht gebeugten Beine ausschütteln, Beine fest aufstellen, Arme ausschütteln.
Variation: Arme und Beine im Stehen ausschütteln.

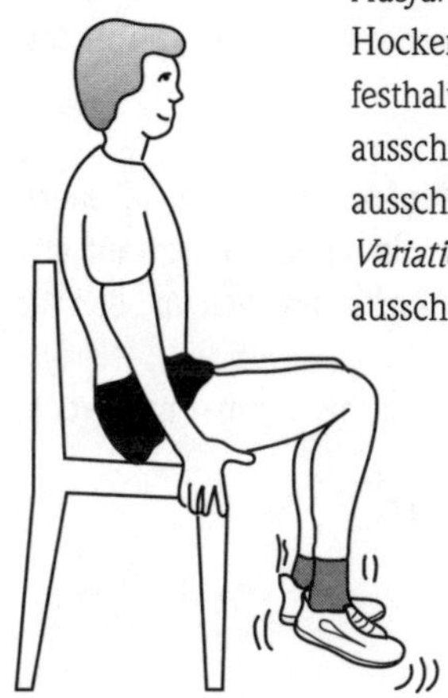

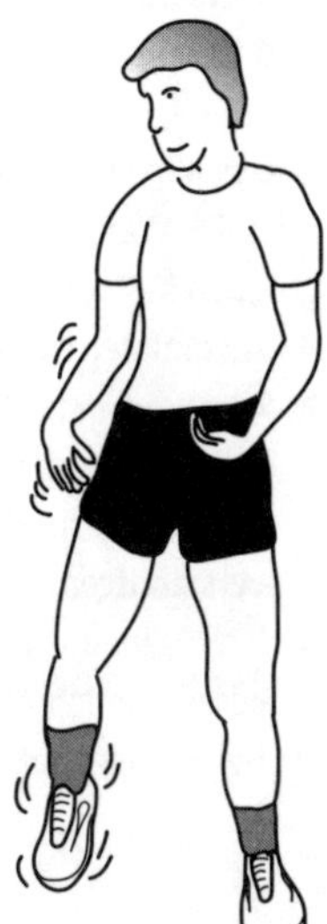

13. Entspannen im Liegen

Ausführung: In der Rückenlage die Beine anhocken – entspannen bei geschlossenen Augen.

Variation: In der Bauchlage den Kopf zu einer Seite drehen – Arm und Bein dieser Körperseite leicht anbeugen – entspannen bei geschlossenen Augen.

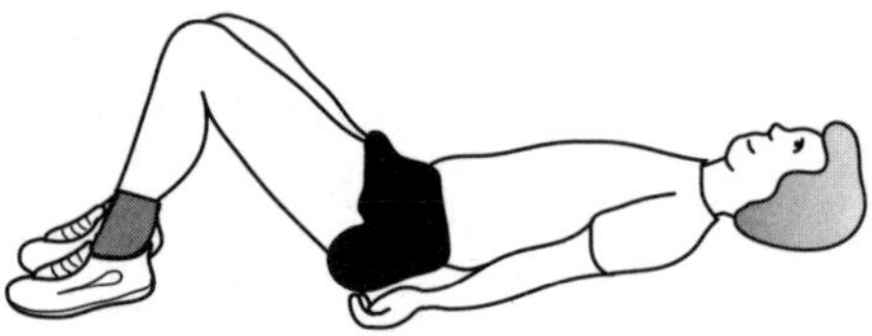

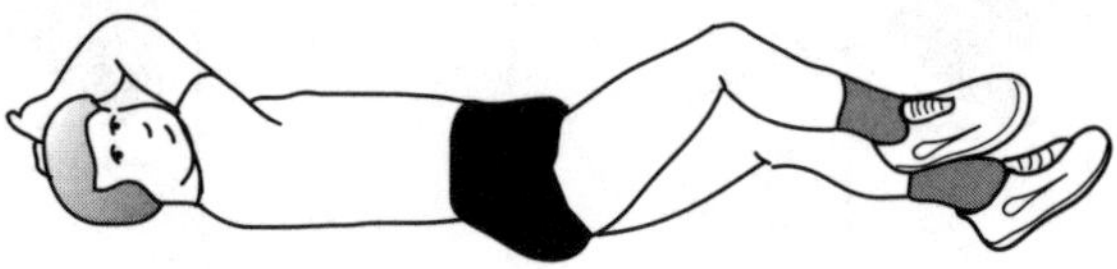

Gymnastikprogramm für Herzpatienten von mindestens 75 Watt Belastbarkeit

Dieses Gymnastikprogramm ist geeignet für Personen mit einer Leistungsfähigkeit über 75 Watt bzw. über ein Watt pro Kilogramm Körpergewicht (= Herz-Trainingsgruppen-Teilnehmer)

- Anzahl der Übungen: 13
- Übungsdurchführung: Anfangs jede Übung etwa fünfmal wiederholen, danach zehn Sekunden Pause. Die Wiederholungszahl pro Übung allmählich auf etwa zehn steigern. Es dürfen keine Schmerzen auftreten, sonst abbrechen und den Arzt verständigen.

  Übungshäufigkeit: Das Gymnastikprogramm sollte drei- bis viermal pro Woche, besser täglich absolviert werden.
- Belastungsintensität: Siehe Pulsfrequenztabelle auf S. 134

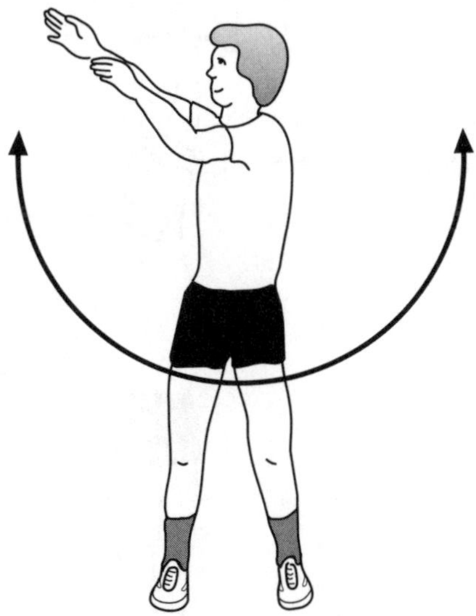

Aufwärmung

1. Armschwingen
Ausführung: Die Arme locker vor- und zurückschwingen – der Impuls kommt aus den Knien.
Variation: Die Arme vor dem Körper hoch zur Seite schwingen.

2. Gehen auf der Stelle
Ausführung: Natürliches Gehen – die Arme schwingen locker mit; 20 bis 30 Sekunden.
Variation: Die Knie abwechselnd anheben.

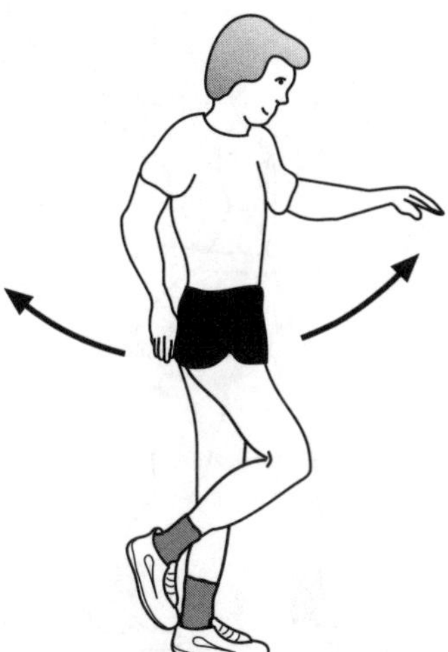

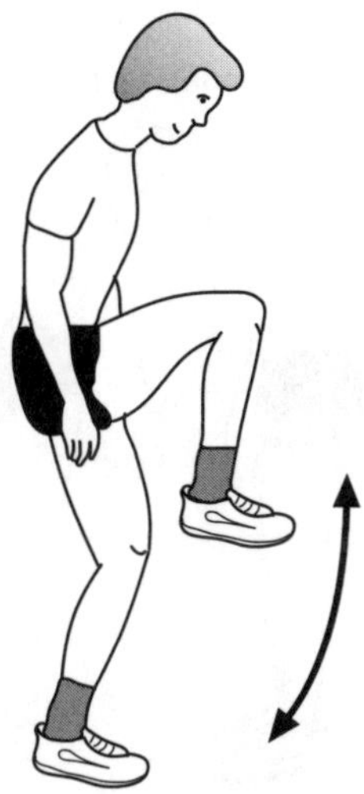

Beweglichkeit

3. Schultern heben und senken

Ausführung: Beide Schultern locker heben und senken.
Variation: Die Arme gegengleich langsam abwechselnd oben und unten nach hinten ziehen.

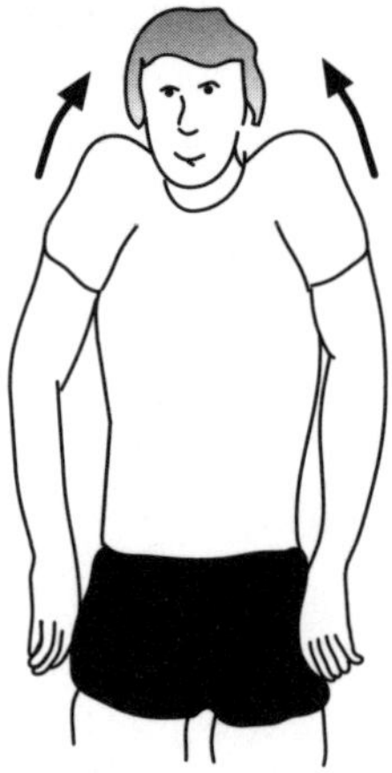

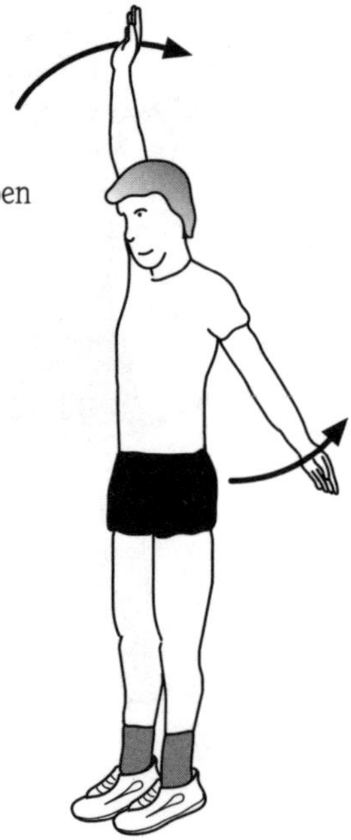

4. Rumpfübungen

Ausführung: Den Rumpf langsam senken – Wirbel für Wirbel – und wieder aufrichten; dabei gleichmäßig atmen.
Variation: Den Rumpf drehen – abwechselnd einen Arm über Schulterhöhe nach hinten führen.

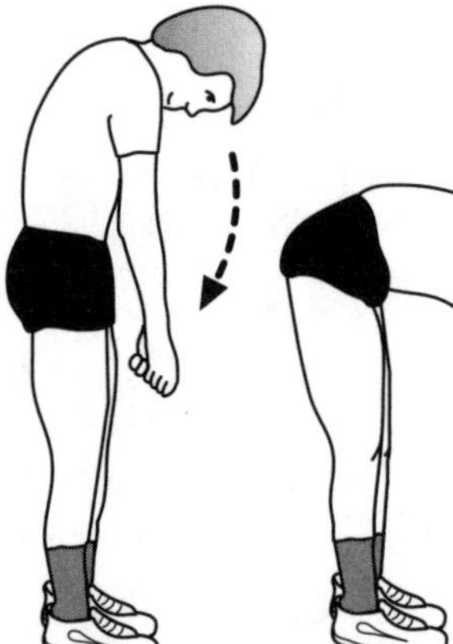

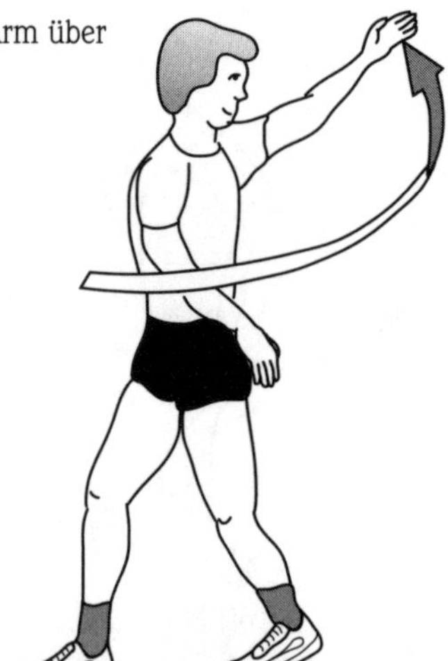

5. Hüftgelenkübungen

Ausführung: Die Hüfte langsam vorschieben – dabei gleichmäßig atmen – und zurück. *Variation:* Langsames Hüftkreisen – dabei die Schultern möglichst ruhig halten – abwechselnd links- und rechtsherum.

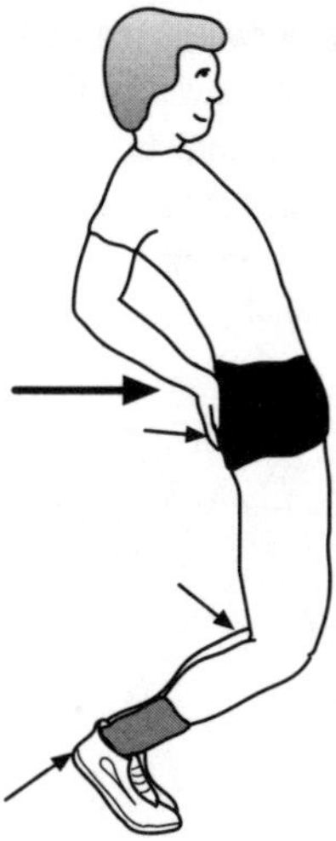

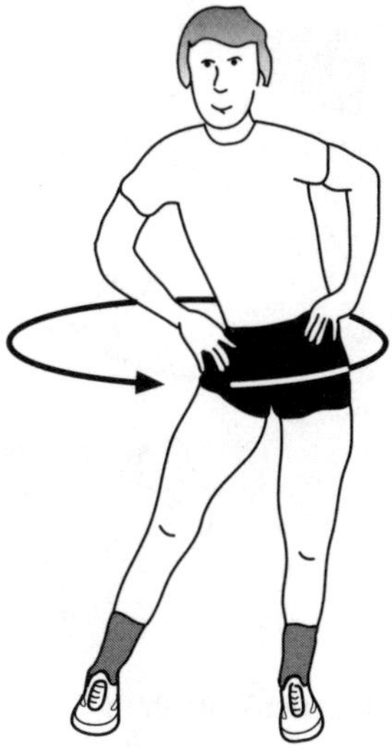

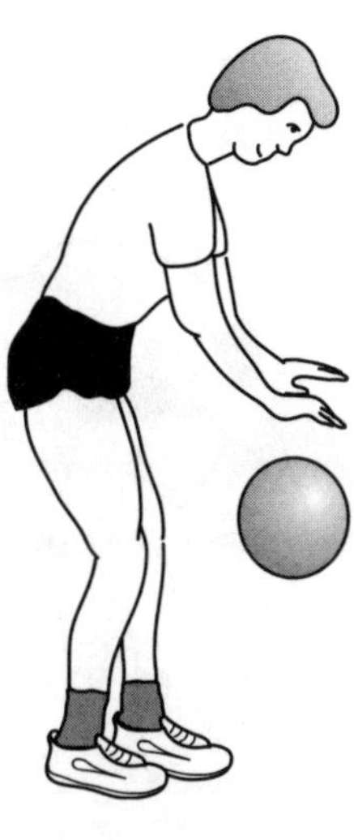

Koordination

6. Übungen mit dem Gymnastikball

Ausführung: Den Gymnastikball mit beiden Händen vor dem Körper auf den Boden prellen.

Variation: Einhändig den Ball auf den Boden prellen, drehen, abwechselnd unter dem hochgeschwungenen linken bzw. rechten Bein hindurch prellen.

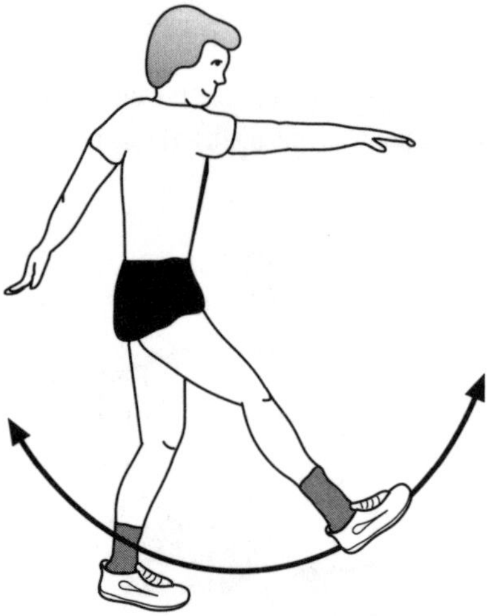

7. Gleichgewichtsübungen im Einbeinstand

Ausführung: Auf einem Bein stehen, den Oberkörper aufrecht, die Arme seitlich ausgestreckt halten. Das Schwungbein vorwärts und rückwärts schwingen; abwechselnd mit linkem und rechtem Bein.
Variation: Mit dem Schwungbein Achterkreisen; kurzzeitig in die Standwaage gehen.

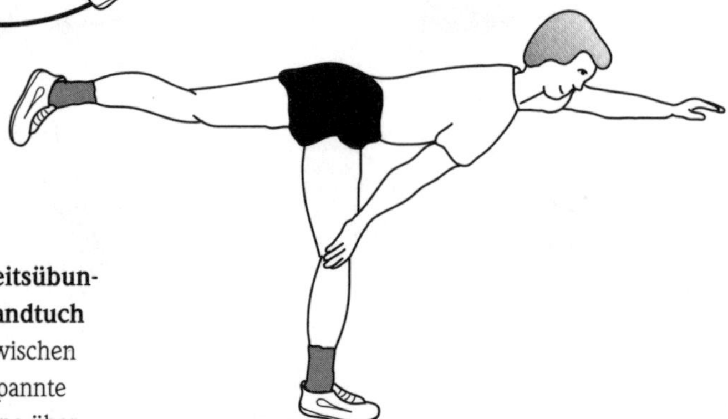

8. Geschicklichkeitsübungen mit einem Handtuch

Ausführung: Das zwischen beiden Händen gespannte Handtuch nach vorne übersteigen; dann den Oberköper aufrichten und das weiterhin gespannte Handtuch über den Rücken und Kopf nach vorne führen.
Variation: Das Handtuch mit über den Kopf gestreckten Armen zwischen den Händen spannen, nach hinten über den Rücken führen und rückwärts durchsteigen. Statt einem Handtuch können Sie auch ein Seil oder einen Stab verwenden.

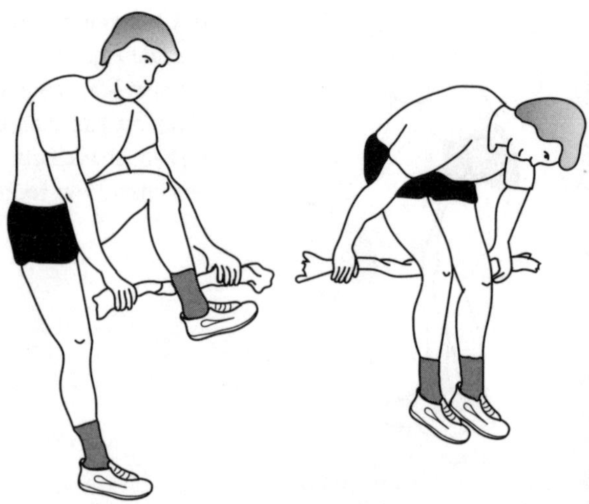

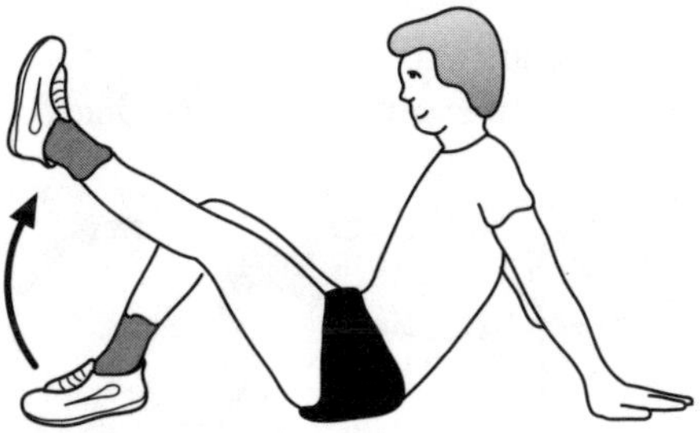

Kräftigung

9. Übungen für die Bauchmuskulatur

Ausführung: Abwechselnd linkes und rechtes Bein nach oben strecken.

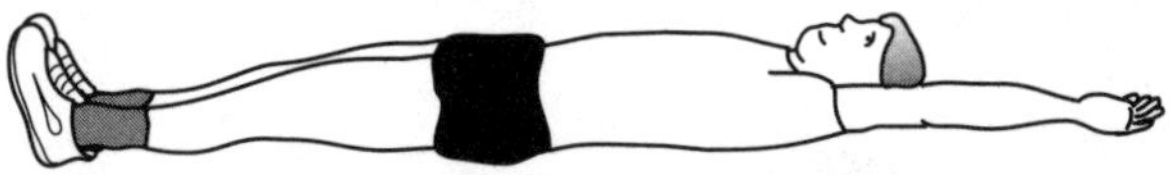

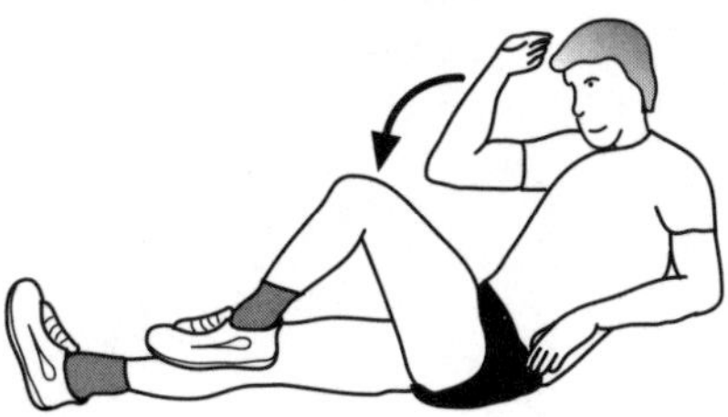

Variation: Knie und Ellbogen aus der Rückenlage gegengleich zusammenführen – dabei gleichmäßig atmen.

10. Übungen für die Rückenmuskulatur

Ausführung: Kopf und Schulter leicht anheben – nach unten schauen und gleichmäßig atmen – wieder zurücklegen.

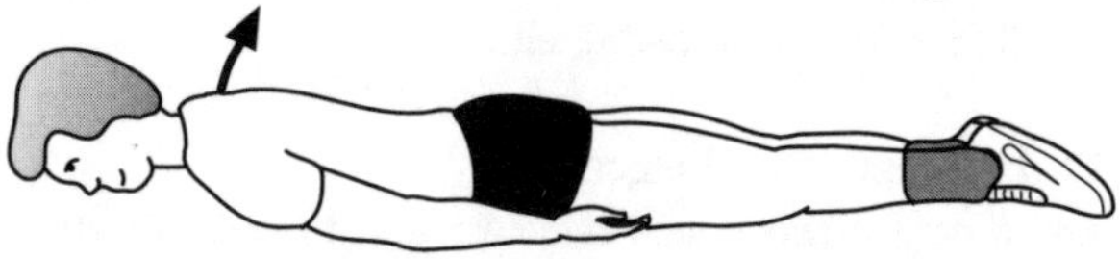

Variation: Abwechselnd Arm und Bein gegengleich langsam anheben – dabei gleichmäßig atmen.

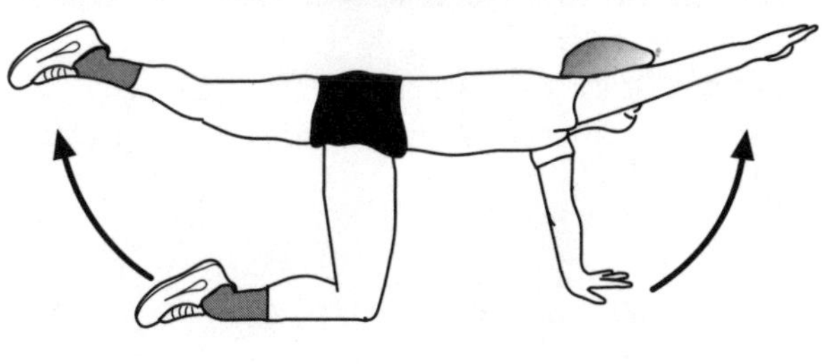

11. Übungen für die Bein- und Armmuskulatur
Ausführung: Abwechselnd linkes und rechtes Bein weit gestreckt zur Seite führen.

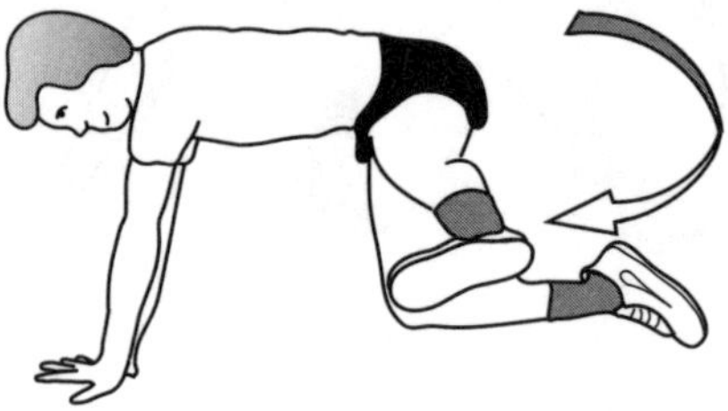

Variation: Knieliegestütz: Im Knien die Arme weit nach vorn aufstützen, den Oberkörper mit gebeugten Armen absenken und durch Streckung der Arme wieder aufrichten – dabei gleichmäßig atmen.

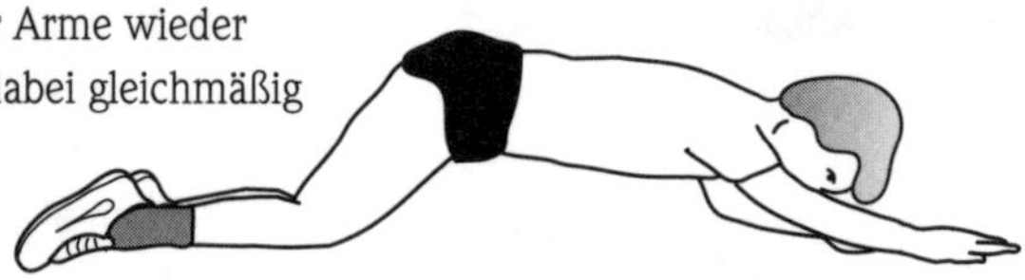

Ausklang

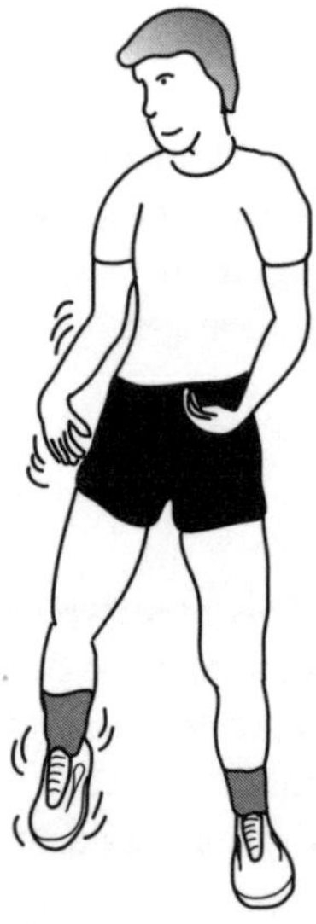

12. Lockerung durch Ausschütteln
Ausführung: Oberschenkel und Waden ausschütteln; Schultern und Arme ausschütteln.

13. Entspannen im Liegen
Ausführung: Abwechselnd beide Arme und Hände (Faust) anspannen – Spannung lösen – ruhen; beide Beine anspannen und Füße strecken – Spannung lösen – ruhen, die Augen geschlossen halten.
Variation: Ganzkörperspannung – Arme, Hände und Füße anspannen – Spannung lösen – ruhen, die Augen geschlossen halten.

Glossar

- **AHB:** Anschlussheilbehandlung; die Reha-Phase II, die ca. ein bis zwei Wochen nach Herzinfarkt oder -operation in einer Fachklinik für Kardiologie erfolgt.
- **Angina pectoris:** wörtlich „Enge der Brust“, beschreibt die typische Empfindung bei Unterversorgung des Herzmuskels meist durch verengte Koronarterien.
- **Antagonisten:** Wörtlich heißt es „Gegenspieler“ und dient als Bezeichnung für alles, was eine Gegenwirkung ausübt.
- **Aorta:** die große Köperschlagader und auch größte Arterie des Körpers.
- **Arterie:** Schlagader, Pulsader, die das sauerstoffreiche Blut vom Herzen weg in die entsprechenden Körperteile führt.
- **Arteriolen:** die kleinsten Äste des arteriellen Gefäßbaumes, die sauerstoffreiches Blut transportieren.
- **Arteriosklerose:** wörtlich „Gefäßverhärtung“; wichtigste und häufigste krankhafte Veränderung der Arterien durch Entzündung mit Ablagerungen, Verhärtung, Elastizitätsverlust und Lichtungseinengung.
- **Bypass:** Umgehungsprothese für ein verschlossenes Gefäß. Meist wird ein körpereigenes Gefäßtransplantat, wie z. B. eine Beinvene, dazu verwandt.
- **Diastole:** Erschlaffungsphase des Herzens, in der durch die Erweiterung des Herzens das Blut aus den Körpervenen angesaugt wird.
- **Embolie:** Verschleppung bzw. Ausschwemmung z. B. eines Gerinnsels in die Blutbahn, was zu einem Verschluss des Gefäßes führt.
- **Ergometer:** Arbeitsmessgerät, mit dem eine dosierbare Belastung vorgenommen werden kann, z. B. das Fahrrad-Ergometer, das die Belastbarkeitsgrenze des Herzens mittels EKG feststellt.
- **Extrasystole:** zusätzlicher Herzschlag aufgrund elektrischer Fehlsteuerung. Der Arzt sieht sie im EKG, der Patient spürt sie als Herzstolpern.
- **Herzinsuffizienz:** Herzschwäche, unzureichende Funktion des Herzens. Symptome sind Atemnot und Wassereinlagerungen.
- **Hypertonie:** Bluthochdruck.
- **Kalorie:** Abgekürzt cal (bzw. kcal für Kilokalorie) ist sie eine Maßeinheit für den Leistungswert von Nährstoffen. Immer mehr setzt sich jedoch die internationale Bezeichnung Joule durch (1 kcal = 4,187 J).
- **Kapillare:** Als Haargefäße sind sie die kleinsten Blutgefäße des Körpers mit einem Durchmesser von 6 bis 30 Mikrometern.
- **Kardiologie:** Teilbereich der Inneren Medizin, der sich speziell und ausschließlich mit dem Herzen befasst.

- **Kontraktion:** das Zusammenziehen eines Muskels, wie z. B. des Herzmuskels in der Anspannungsphase bzw. Systole.
- **Koronarien:** auch Koronararterien; Herzkranzgefäße, Blutgefäße, die den Herzmuskel mit Blut versorgen.
- **Lipide:** Sammelbegriff für Fette und fettähnliche Substanzen.
- **Lumen:** lichte Weite bei Röhren, in der Medizin die Gefäßlichtung von Adern.
- **mmHg:** Millimeter Quecksilbersäule als Maßeinheit für den Blutdruck.
- **Myokard:** die Muskulatur des Herzens, der Hohlmuskel an sich.
- **Ödem:** Wassereinlagerung ins Gewebe.
- **Parasympathikus:** Teil des Nervensystems und Gegenspieler des Sympathikus; verlangsamt den Herzschlag.
- **Prävention:** Vorbeugung zur Vermeidung von Krankheiten.
- **PTCA (= perkutane transluminale Koronarangioplastie):** das Aufdehnen krankhafter Verengungen der Koronararterien mit Ballonkatheter.
- **Sinusknoten:** Schrittmacher für die Erregung des Herzens zur Kontraktion; er sitzt in der Vorderwand des rechten Vorhofes.
- **Stenose:** Verengung von Blutgefäßen.
- **Sympathikus:** Kurzform für Truncus sympathicus, der Grenz- oder Stammstrang des autonomen Nervensystems; steigert den Herzschlag.
- **Systole:** die Zusammenziehung des Herzmuskels, bestehend aus Anspannungs- und Austreibungszeit, in der das Blut in die Körperschlagadern gepumpt wird.
- **Thrombose:** Blutgerinnsel, das Gefäße verstopft.
- **Vene:** Blutgefäß, das sauerstoffarmes und damit dunkleres Blut aus dem Gewebe wieder dem Herzen zuführt.
- **Vegetatives Nervensystem:** das autonome Nervensystem, d. h. die Gesamtheit der dem Einfluss des Willens und dem Bewusstsein entzogenen Nerven. Diese dienen der Regelung der Lebensfunktionen wie Atmung, Verdauung, Stoffwechsel, Sekretion, Wasserhaushalt usw. und gewähren das harmonische Ineinandergreifen der Tätigkeiten der einzelnen Körperteile.

Hilfreiche Adressen

Dachverbände in Deutschland

- Deutsche Herzstiftung e.V., Vogtstraße 50, 60322 Frankfurt
  Tel.: 0 69/9 55 12 80, Fax: 0 69/9 55 12 83 13
  Internet: www.herzstiftung.de
- Deutscher Behinderten-Sportverband, Friedrich Albert Str. 10, 47055 Duisburg
  Tel.: 02 03/7 17 41 70, Fax.: 02 03/7 78 01 74
- Deutsche Gesellschaft für Prävention und Rehabilitation von Herz-Kreislauferkrankungen e.V. (DGPR), Friedrich-Ebert-Straße 38, 56068 Koblenz
  Tel.: 02 61/30 92 31, Fax: 02 61/30 92 32
  Internet: www.DGPR.de
- Deutsche Herz-Kreislauf-Hilfe e.V., Mittelfeldstr. 5, 66851 KL-Queidersbach
  Tel.: 0 63 71/1 79 97, Fax: 0 63 71/6 05 03
  Internet: www.Gesundpark@aol.com

Landesverbände für Prävention und Rehabilitation von Herz-Kreislauf-Erkrankungen in Deutschland

- **Baden-Württemberg**

Badischer Behinderten Sportverband, Hauptstr. 32, 76549 Hügelsheim
Tel.: 0 72 29/31 37, Fax: 0 72 29/31 22
Landesverband für Prävention und Rehabilitation von Herz- Kreislauferkrankungen Baden-Württemberg e.V. c/o Reha-Klinik Wehrawald der BfA, Schwarzenbacher Straße 3, 79682 Todtmoos
Tel.: 0 76 74/92 09 62, Fax.: 0 76 74/92 04 01
Württembergischer Versehrten Sportverband, Postfach 301202, 70452 Stuttgart
Tel.: 07 11/7 65 63 57, Fax: 07 11/85 04 62

- **Bayern**

LAG für ambulante kardiologische Prävention und Rehabilitation in Bayern e.V., Höhenried 1, 82347 Bernried am Starnberger See
Tel.: 0 81 58/33 87, Fax: 0 81 58/98 18

- **Berlin**

Berliner Gesellschaft für Prävention und Rehabilitation von Herz-Kreislauferkrankungen e.V., Forckenbeckstr. 21, 14199 Berlin
Tel.: 0 30/8 23 26 34, Fax: 0 30/8 23 88 70
Internet: http://www.sport-berlin.de/bgpr

- **Brandenburg**

Landesverband Brandenburg für Prävention und Rehabilitation von Herz-Kreislauferkrankungen, Brandenburg-Klinik, Brandenburgallee 1, 16321 Bernau
Tel.: 03 33 97/3–0, Fax: 03 33 97/3 33 33

- **Bremen**

LAG für kardiologische Prävention und Rehabilitation, Horner-Heer-Str. 33, 28359 Bremen
Tel.: 04 21/23 18 44, Fax: 04 21/24 99 61

- **Hamburg**

LAG für kardiologische Prävention und Rehabilitation e.V., Humboldstr. 58, 22083 Hamburg
Tel.: 0 40/22 80 23 64, Fax: 0 40/2 29 65 05

- **Hessen**

Gesellschaft für Prävention und Rehabilitation von Herz-Kreislauferkrankungen in Hessen e.V., Mierendorffstr. 4, 36037 Fulda
Tel.: 06 61/6 27 43, Fax: 06 61/6 27 21

- **Mecklenburg-Vorpommern**

Landesverband für Prävention und Rehabilitation von Herz-Kreislauferkrankungen e.V. Mecklenburg-Vorpommern, Paulstr. 48–55, 18055 Rostock
Tel.: 03 81/4 56 17 89, Fax: 08 31/4 56 17 89

- **Niedersachsen**

LAG für kardiologische Prävention und Rehabilitation in Niedersachsen e.V., Sturmbäume 8–10, 37154 Northeim
Tel.: 0 55 51/97 15 91, Fax: 0 55 51/24 31

- **Nordrhein-Westfalen**

ARGE für kardiologische Prävention und Rehabilitation im Landessportbund NRW e.V., Friedrich-Alfred-Str. 25, 47055 Duisburg
Tel.: 02 03/7 38 18 38, Fax: 02 03/7 38 18 35

- **Rheinland-Pfalz**

Landesverband für Prävention und Rehabilitation von Herz-Kreislauferkrankungen Rheinland-Pfalz e.V., Friedrich-Ebert-Straße 38, 56068 Koblenz
Tel.: 02 61/30 92 33, Fax: 02 61/30 92 32

- **Saarland**

Herzgruppen Saar e.V., Landesverband für Prävention und Rehabilitation von Herz-Kreislauferkrankungen, Fischbachstr. 100, 66287 Quierschied
Tel.: 0 68 98/2 64 52, Fax: 0 68 98/2 64 52
Internet: http://www.herzgruppen.de/Saar

- **Sachsen**

Landesverband für Prävention und Rehabilitation von Herz-Kreislauferkrankungen e.V., Karl-Keil-Str. 35, 08060 Zwickau
Tel.: 03 75/51 22 19, Fax: 03 75/52 95 51

- **Sachsen-Anhalt**

Landesverband Sachsen-Anhalt für Prävention und Rehabilitation von Herz-Kreislauferkrankungen e.V., Schloßstr. 42, 39249 Barby
Tel.: 03 92 98/6 15 01, Fax: 03 92 98/6 16 11

- **Schleswig-Holstein**

Landesarbeitsgemeinschaft für Prävention und Rehabilitation von Herz-Kreislauferkrankungen Schleswig-Holstein e.V., Winterbeker Weg 49, 24114 Kiel
Tel.: 04 31/6 48 62 90, Fax: 04 31/6 48 62 90

- **Thüringen**

Landesverband Thüringen für Prävention und Rehabilitation von Herz-Kreislauferkrankungen e.V., Zimmerbergstr 34, 99891 Tabarz
Tel.: 03 62 59/6 42 21, Fax: 03 62 59/6 41 00
Internet: http://www.herzgruppen.de/TH

Literaturverzeichnis

Badtke, G. (Hrsg.): Lehrbuch der Sportmedizin, 4. A. UTB, Stuttgart 1999

Blair, S. N./Kohl, H. W./Paffenbarger, R.S./Clark, D. G. jr./Cooper, K. H./Gibbons, L. W.: Physical Fitness and All-Cause Mortality. In: The Journal of the American Medical Association 11/3 Vol. 262 (1989)

Bloss, H. A.: Gesundheitssport gegen Herzinfarkt, 2. A. Piper, München 1991

Bloss, H. A.: Bewegung nach dem Herzinfarkt, 2. A. Piper, München 1991

Brusis, O. A./Weber-Falkensammer, H.: Handbuch der Herzgruppenbetreuung. Spitta, Nürnberg 2002

Berra, K. (Hrsg.): Heart Attack. Advice for Patients by Patients. Yale University Press 2001

Borchardt, W.: Ambulante kardiologische Rehabilitation im Schnittfeld von Medizin, Gesundheits- und Alterswissenschaft. Waxmann-Verlag, Münster 1998

Darius, H.: KHK und Myokardinfarkt. Thieme, Stuttgart 2002

Hollmann, W./Hettinger, T.: Sportmedizin, 4. A. Schattauer, Stuttgart 2000

Hach-Wunderle, V./Neuhaus, K. L.: Koronarsyndrom. Springer, Heidelberg 1999

Herz Heute: Zeitschrift der Deutschen Herzstiftung, Frankfurt

Maurus, P.: Herzgruppe. Pflaum, München 1998

Müller, S.-D.: Genussvoll essen nach dem Herzinfarkt. Midena, München 2001

Neuhaus, K. L./Zeymer, U.: Akuter Herzinfarkt. Pathophysiologie, Diagnostik und Therapie. Stuttgart 1996

Ornish, D.: Revolution in der Herztherapie. Kreuz-Verlag, Stuttgart 1992

Paffenbarger, R. S./Hyde, R. T./Wimg, A. L./Hsieh, Ch.-Ch.: Physical Activity, All-Cause Mortality, and Longevity of College Alumni. In: The New England Journal of Medicine 314, 10, pp. 605–613 (1986)

Pott, G.: Das metabolische Syndrom. Schattauer, Stuttgart 2002

Preiss, M. (Hrsg.): Cardiac Disease in the Elderly. Steinkopff, Darmstadt 2001

Schaefer, H. (Hrsg.): Emergency Diagnostic Tests for Cardiac Ischemia. A Report from the National Heart Attack Alert Program (Nhaap) Coordinating Committee: Working group. Blackwell Science 1997

Strödter, D.: Sekundärprävention bei KHK und Postinfarktpatienten: Strategien und Resultate, Gesichertes und Ungesichertes. Uni-Med Verlag, Bremen 2001

Sachregister

ACE-Hemmer 70
Acetylsalicylsäure 67
Adipositas 37
Adrenalin 31, 43, 68
Aerobe Bewegung 99
Alkohol 83
Anamnese 51 f.
Angina pectoris 17, 19 ff., 69
– instabile 20
– stabile 20
Angiotensin 70
Angiotensin-Blocker 70
Anschlussheilbehandlung 64
Antibabypille 45
Antibiotika 25
Aorta 11, 17
Arterektomie 63
Arteriolen 15
Arteriosklerose 17, 22 ff., 33
Asanas 96 f.
Ausdauersport 28, 94, 98, 99, 105
Autogenes Training 93

Ballaststoffe 77
Ballondilatation 50, 60 ff.
Belastungs-EKG 53
Belastungsfähigkeit 107, 108
Belastungsintensität 102, 103
berufliche Tätigkeit 87
Betablocker 68
Bewegungsmangel 27
Beziehungen 85
Blut 16
Blutdruck 12, 13
– Werte 12
Blutgefäße 15
Blutgerinnsel 45, 49, 50
Bluthochdruck 12, 13, 35, 72, 73
Blutproben 52
Body-Mass-Index 37
– Klassifikation 38
Broca-Index 37
Brustkrebs 46
Brustschmerzen 19
Bypass-Operation 58 f.

Chlamydia pneumoniae 24
Cholesterin 22, 23, 31 ff., 72, 75
– HDL-Cholesterin 33, 76
– LDL-Cholesterin 33, 72, 75, 76
– Zielwerte 34
Cholesterinspiegel 80
Clopidogrel 68
Computertomographie 57
C-reaktives Protein 24
CRP siehe C-reaktives Protein
CSE-Hemmer 73
Cumarine 80

Defibrillation 49
Diabetes mellitus 39
Diastole 11, 12
Digitalis 68, 70
Dis-Stress 41
Diuretika 71

Eiweiß 77
EKG 53
Endokard 9
Entspannungsverfahren 90, 92 f.
Epikard 9
Ernährung 74 ff.
Erythrozyten 16

essenzielle Hypertonie 36
Essregeln 83
Eu-Stress 41

Fahrradergometer 129
Fette 74ff.
Fettverteilung im Körper 38
Fibrate 72
Fisch 80
Fischöl 72
Flavonoide 80
Fleisch 80
Flugreisen 95
Folsäure 73

Gemüse 80
Gerinnselbildung 66
Getränke 82, 83
Gewürze 80
Grad der Behinderung (GdB) 87
Gymnastik 132ff.
– Programm für Herzpatienten bis 75 Watt Belastbarkeit 135ff.
– Programm für Herzpatienten über 75 Watt Belastbarkeit 142ff.

Heim-Fitnessgeräte 127ff.
Heparin 67
Herz 9ff.
– Aufbau 9, 10
– Funktion 9
– Pumpleistung 11
Herzchirurgie, minimal-invasive 62
Herzecho 55
Herzfrequenz, maximale 103
Herzgruppe, ambulante 88, 89
Herzinfarkt
– Behandlung 48ff.
– bei Frauen 44ff.
– Risikofaktoren 25ff.
– Ursachen 17ff.
– Vorboten 19, 20
– Warnzeichen 22
Herzkatheter 50, 56
– großer 57
– kleiner 57
Herzkranzgefäße 11, 17
Herzstolpern 54, 57
Hinterwandinfarkt 18, 19
Hirnanhangsdrüse siehe Hypophyse
Homocystein 34
Hormon-Ersatztherapie 46
Hypertonie siehe Bluthochdruck
Hypophyse 43
Hypothalamus 43
Hypotonie 13

Insulin 39
Insulinresistenz 39
Ionenaustauscherharze 72

Jogging 115ff.

Kaffee 82
Kalium 73
Kalorienverbrauch beim Sport 105
Kalzium-Antagonisten 70f.
Kapillaren 15
Karotine 80
Kernspintomographie 57
Kochsalz 36, 37

Kohlenhydrate 77
Koronararterien 11, 17
Koronare Herzkrankheit 17
Kreislauf 9ff., 14
Kündigungsschutz 87

Langzeit-Blutdruckmessung 52, 53
Langzeit-EKG 54
Laser 63
Laser-Revaskularisation, transmyokardiale 63
Laufen 115ff.
Lebensbilanz 84
Leukozyten 16
Lipidsenker 72
Lyse-Therapie 49, 50

Magnesium 73
Magnetresonanztomographie 57
Marcumar 66
Medikamente 66ff.
Menopause 44, 45
metabolisches Syndrom 38
Mineralstoffe 73, 78
Mittelmeerkost 78
Molsidomin 69
Myokard 9
Myokardszintigramm 55

Nikotin 31
Nitrate 68
Noradrenalin 43
Notfallmaßnahmen 48

Obst 80
Omega-3-Fettsäuren 72, 75
Osteoporose 46, 70
Östrogen 44

Partnerschaft 85f.
Plaque 23, 24
Polyphenole 80
Potenzstörungen 86
Puls 12, 13
Pulsfrequenz 28, 103
Pulsuhr 104
Pulszählen 104

Quercitine 80

Radfahren 119ff.
Rauchen 30, 33, 45, 90ff.
Rehabilitation 64
Reisen 95
Reizhusten, chronischer 70
Rhythmusstörungen 54
Risikofaktoren, beeinflussbare 27ff.
Rotablator 63

Salz 80, 81
Sauna 95, 98
Schluckecho 55
Schwerbehinderten-Ausweis 87
Schwimmen 111ff.
– Sicherheitstipps 112, 113
– Stil 113
sekundäre Pflanzenstoffe 79f.
Selbsthilfe 84ff.
Sexualleben 86
Sinusknoten 12
Skilanglauf 124ff.
Skiwandern 124ff.
Sonnenbaden 98
Sport 98ff.
Sportarten, geeignete 100, 101, 108, 109
Sportprogramme 107ff.

Spurenelemente 79
Statine 73
Stent 62
Stress 41f.
– Typen 42
Stress-Echo 55
Stresshormone 43
Sulfide 80
Systole 11, 12

TEE (Trans-Esophageales Echo) 55
Thrombolytika 50
Thrombosen 45
Thrombozyten 16
Thrombozytenaggregationshemmer 68
Ticlopidine 68
Tiefmuskelentspannung, progressive 93
Training 101, 102
– Voraussetzungen 107
Trainingsfehler, typische 106
Trainingspuls 103
Triglyzeride 34, 72, 76
Troponin 21

Übergewicht 37f.

Viagra 69
Vitamine 73, 78
Vorderwandinfarkt 18, 19

Walking 109f.
Wandern 109f.
Wassertabletten siehe Diuretika
Wiederbelebungsmaßnahmen 48, 49

Yoga 94, 96, 97

Zucker 40, 41, 77
Zuckerkrankheit
siehe Diabetes mellitus

Wichtiger Hinweis
Die medizinische Wissenschaft befindet sich in ständiger Entwicklung. Die Forschung an Universitäten, Kliniken und in der pharmazeutischen Industrie erbringt Tag für Tag Wissen, das in neue Behandlungsmethoden und Medikamente einfließt. Der vorliegende Ratgeber wurde mit größter Mühe und Sorgfalt geschrieben. Autoren, Redaktion und Verlag können aber dennoch keine Garantie für die absolute Gültigkeit der Aussagen übernehmen. Ebenso ist eine Haftung der Verfasser bzw. des Verlages und seiner Beauftragten für Personen-, Sach- oder Vermögensschäden ausgeschlossen. Der Leser ist in jedem Fall verpflichtet, die Beipackzettel der Medikamente genau zu lesen und alle Informationen über Dosierung, Nebenwirkungen und Gegenanzeigen zu berücksichtigen. Im Zweifelsfalle ist der Arzt oder Apotheker um Rat zu fragen, wie auch andere wichtige Entscheidungen zur Behandlung immer mit dem Arzt abzusprechen sind.

Bildnachweis
Umschlagfoto: CD-Archiv Kraxenberger
Fotos: Bavaria Bildagentur S. 126; Cateye S. 130; Jump/M. Sandkühler S. 89; Fa. Nais S. 36; PhotoDisc S. 82; Polar Photobank S. 65, 104; Fa. Roche Diagnostics S. 40; Teubner Foodfoto S. 78.
Illustrationen: Klaus Dursch S. 136–148; Dr. Michael und Christiane von Solodkoff: alle anderen

Impressum

Die Deutsche Bibliothek – CIP-Einheitsaufnahme
Ein Titeldatensatz für diese Publikation ist bei der Deutschen Bibliothek erhältlich.

Midena Verlag, München

Projektleitung: Franz Leipold
Redaktion: Dr. Marion Ónodi, Planegg
Herstellung: Gabriele Schnitzlein
Umschlagkonzeption: Kraxenberger Werbeagentur
Satz: Setzerei Max Vornehm GmbH
Druck und Bindung: Clausen & Bosse, Leck
Printed in Germany

ISBN 3-310-00791-X